沪上中医名家养生保健指南丛书

总主编 施 杞　执行总主编 李其忠 黄琴峰

常见肺系疾病的中医预防和护养

主编 吴银根　执行主编 唐斌擎

U0276663

上海市老教授协会
上海中医药大学老教授协会 编著

復旦大學出版社

弘揚名家養生之道

服務人民健康事業

賀《沪上中医名家养生保健指南丛书》出版

陳凱先 二〇一三年 九月

发扬中华文明精髓

发展中国特色养生

贺《沪上中医名家养生保健指南丛书之五》出版

汤钊猷

二〇一三年九月

健康来自科学的生活方式

复旦大学上海医学院内科学教授 杨秉辉

2013.7.

常见肺系疾病的中医预防和护养

编委会

主　　编　吴银根

执行主编　唐斌擎

编　　委　(按姓氏拼音排序)

　　　　　方　泓　刘　芳　倪　伟　石克华

　　　　　唐斌擎　吴银根　喻　晓

Foreword

序 1

　　"人民身体健康是全面建成小康社会的重要内涵,是每一个人成长和实现幸福生活的重要基础。"这是习近平总书记在会见全国体育界先进代表时的讲话,说明健康对个人和社会的重要性。

　　《沪上中医名家养生保健指南丛书》是上海市老教授协会和上海中医药大学老教授协会经过协商、策划而编著的一套系列丛书,本丛书的出版得到了李从恺先生的大力支持。本丛书的总编施杞教授曾多次获得国家级、上海市科技进步奖,也曾获得"上海市劳动模范"、"上海市教书育人楷模"等荣誉称号,是德高望重的著名中医学家、上海市名中医,在中医临床上积累了丰富的经验;两位执行总主编也都有着深厚的中医学术功底和科普著作编著经验;各分册主编都是具有几十年临床经验的中医资深专家,在无病先防、有病早治和病后调养等方面都有独到而卓有成效的方法。专家们也感到,由于优质医疗资源的缺乏,每次门诊人数较多,而无法给病人解答更多的疑问,在防病和自我保健上也无法讲深讲透,因此冀望通过编著科普书籍来缓解这一矛盾。在编写过程中,他们结合现代医学知识对疾病进行分析,更重要的是把中医千百年来的实践和知识穿插其中;既考虑权威性,又考虑大众化;既继承了中医名家的经验,又奉献了自己的临证心得,体现了原创性。他们撰写认真,几易其稿,将本丛书和许多其他的养生书籍区别开来,以期正本清源,更好地为人民健康服务。

"人生百岁不是梦",但要靠自己对身体的养护和医护人员的帮助。由于非医务人员在医学知识和技能上的缺乏,建议生病之后要到正规医疗场所治疗,因此本丛书没有把治疗疾病列为重点篇幅,重点在未病先防和病后调养上。书中既有大量的食疗知识,又有简单的草药使用,还有一些健身方法,可供普通民众自我预防、调养和护理,非常实用。

本丛书将学术、临证经验和科普写作方式准确地揉合在一起,相信在防病和病后调养中能给普通民众提供更多的便利,使全民的健康水平得到提升。

王生洪

2013 年 10 月

Foreword

序 2

近年来,随着民众物质生活水平的大幅提高,养生保健意识亦随之日趋增强。当人们衣食无忧之后,对自身的健康、自身的生命会格外珍视,古今中外,无不如此。可见,对养生保健的重视程度,是一个群体、一个地区,乃至一个民族富裕程度和文明程度的晴雨表。然而,伴随"养生热"的兴起,充斥市场的养生药物、养生食材、养生书籍、养生讲座、养生会所等也乱象丛生,良莠不齐,令人无所适从,这一现象已引起政府和民众的高度关注。有鉴于此,广大民众热切企盼中医药学各专业领域的著名老专家、老教授发出他们的声音。上海中医药大学老教授协会及上海市老教授协会协同复旦大学出版社,策划、编撰、出版本系列丛书,正是为了顺应这种社会需求和时代潮流。

早在中医药学的经典著作《黄帝内经》就告诫从医者:追求健康长寿,是人之常情。医生应该向患者指出疾病的危害性,使患者认真对待疾病;医生应该告诉患者疾病的可愈性,以增强其战胜疾病的信心;医生应该告诉患者如何治疗疾病和病后护养,重视患者在疾病防治过程中的主体作用;医生应该设法解除患者的消极情绪,以减轻患者的心理压力。医生的这种解释和劝慰,即便是不甚明了医理的人,也没有不听从的。时隔两千多年,《黄帝内经》的这段话语,依然是我们医生责无旁贷的天职所在。

本系列丛书的各分册主编，均为沪上中医药学界资深教授、名老中医。他们凭借丰厚的学术底蕴、丰富的临证经验、丰满的编撰热情，组织相关团队，历经年余，几易其稿，其撰著态度之认真、内容取舍之严谨、遣词用句之精致，绝不亚于学术专著的撰写。

本系列丛书共计12分册，内容遍及中医内科、中医外科、中医妇科、中医肿瘤、中医骨伤科、中医耳鼻咽喉科等。每分册以常见病证为篇名，首先简要介绍疾病概况，包括临床表现、诊断依据、致病原因、常规治疗及预后转归等中西医知识。其次着重介绍养生指导，包括发病前预防和发病后养护两部分：前者针对常见病证的发病原因，如感受外邪、卫表不固、情志内伤、饮食失调、起居不慎、禀赋亏虚等，提出预防该病证的具体措施与方法；后者针对该病证的主要临床表现、发病过程及预后转归等，提出有针对性的护养措施，如药物护养、情志护养、起居护养、饮食护养、运动护养、按摩护养等内容。

本系列丛书的编写原则通俗易懂，深入浅出；侧重养生，突出实用；力求权威性与大众化结合，做到以中为主，中西并述。

上海中医药大学老教授协会会长　施杞

2013年10月

Preface
前　言

　　俗话说"三分治，七分养"，这是人们从长期与疾病作斗争的实践中总结出来的宝贵经验，也是相当客观的、深入人心的一个传统观念。对于大多数肺系疾病（呼吸系统疾病）来说，尤其是一些慢性迁延性疾病，如慢性阻塞性肺病、哮喘、支气管扩张等，其日常的养生保健与药物治疗同样重要，而在稳定期养生保健措施比药物治疗更为重要。

　　中医养生保健是中医学中的重要分支，也是中医学的精华所在，是一门专业性较强的学科，与人们的日常健康息息相关。我们在临床工作中发现针对具体疾病的中医养生知识和技能是患者最关心、最需要的，但实际上又是他们最困惑、最欠缺、最容易被误导的。因此，本书围绕肺系常见疾病的养生保健中大众所关心的问题，介绍相关的中医养生保健的理念和方法，涉及感冒、支气管炎、慢性阻塞性肺病、哮喘、肺炎等16种常见的呼吸系统疾病。针对这些疾病发病前、发病过程中以及病情缓解后所涉及的具体情况,介绍简单实用、大众可以操作实施的养生方法,如起居、食疗、按摩、运动等方法和要领。并结合日常养护过程中患者及其家属或护理人员最困惑、最易形成误区的问题和观念加以分析解释和纠正。既保证了专业的权威性,又不失实用性和普及性,有助于提高大众的肺系疾病中医养生保健知识和技能,更能提高全民的健康水平,减少医疗干预,降低社会医疗成本。

由于科普书籍的编撰较专业著作的要求更高,而针对具体疾病的中医养生保健科普图书的创作较少,可借鉴的经验不多。因此,此书的编撰是在本领域的一次尝试和探索,其中不免有争议和不足之处,希望广大病友和专业人士指正,共同推进中医科普创作的发展。

吴银根

2013年10月

Contents

目　录

沪上中医名家养生保健指南丛书

第一章
感　冒

🏥【疾病概况】

感冒一般分为普通感冒和流行性感冒(简称流感)两种,前者中医称为"伤风",后者中医称为"时行感冒"。感冒全年均可发生,但以冬春季节或气候突变时更易患病。流感在我国北方好发于 1、12 月,南方则 4、5、7、8、11、12 月易引起流行。

感冒是以冠状病毒和鼻病毒为主要病原体引起的呼吸道疾病。病毒由呼吸道分泌物排出并传播,当机体抵抗力下降,如受凉、妇女经期、营养不良、过度疲劳、烟酒过度、全身性疾病及鼻部本身的慢性疾病影响呼吸道通畅时容易诱发感染。普通感冒病例呈散发性,不引起流行,常易合并细菌感染。起病时鼻内有干燥感及痒感、打喷嚏,以后渐有鼻塞,嗅觉减退,鼻黏膜充血、水肿,有大量清水样或脓性分泌物等,一般无发热及全身症状,或仅有低热、头痛。若无并发症,病程为 7～10 日。

流感是流感病毒引起的急性呼吸道传染病,分为散发、暴发、流行和大流行。在非流行期间,发病率较低,病例呈散在分布,在发病时间及地点上没有明显的联系,这种情况称散发;一个集体或一个小地区在短时间内突然发生很多病例称暴发;较大地区的流感发病率明显超过一般的发病水平,可称为流行;大流行有时也称世界性大流行,传播迅速,流行广泛,超出国界或者州界,波及全世界,发病率高并有一定的死亡率。流感的突出症状是发病急,全身症状较重,高热、乏力、全身肌肉酸痛、眼结膜炎明显和轻度呼吸道感染症状,有的可出现肝、脾肿痛,局部卡他症状(如咳嗽、流涕、喷嚏、鼻塞)较轻,有的会出现咳嗽,但多为干咳无痰。流感对人群健康威胁很大,特别是老人、小孩和其他患有慢性病的人,重的可导致死亡。病情进展迅速,出现呼吸衰竭、多脏器功能不全甚至引起死亡的为流感重症。

中医学认为,由于气候变化、寒热失调、起居不慎、疲劳过度或饮酒过量等因素,使人体腠理疏懈、卫阳不固,风邪乘虚侵袭人体而成病。根据侵袭人体的风邪的寒、热性质不同,分为外感风寒或外感风热,分别用"祛寒散风"或"清热疏风"的方法进行治疗。

✚【养生指导】

一、发病前预防

感冒是日常生活中很常见的一种呼吸系统疾病,我们该做哪些事情才能预防感冒呢?注意以下几个方面对预防感冒或许能有很大的帮助。

1. 生活起居预防

(1) 生活规律,运动强身

保持规律的作息,保证充分的睡眠,不过度劳累,更不要通宵达旦地玩乐而使正气耗伤。体力充沛,正气不虚,则机体自能抵御各种外界常见的病邪而不容易感冒。同时生命在于运动,适量运动可使气机调畅,气血流通,提高抗病能力,减少疾病发生,促进健康长寿。但运动应适度,因人而异,运动量和运动时间要循序渐进,以身体发热、微觉出汗为度。天气好多在室外活动,天气不好则在室内。此外,户外活动时,日光有助抗病毒,日光中的紫外线可使感冒病毒丧失活性。锻炼贵在坚持,持之以恒才能显现出增加抵抗力的效果。

（2）防寒保暖

中医学认为，受外界风寒之邪是感冒最常见的病因，最古老、最经典的中医专著就明确提出要注意提防外界的邪气。《黄帝内经》告诫人们："虚邪贼风，避之有时"。青壮年人通常体质健硕，但往往自逞年轻体壮，不注意防护，天寒地冻仍穿着单薄或冒雨淋湿；而老年人由于本身体质较弱，有时比较轻微的降温，或是洗浴后、晨起穿衣时稍有不慎也会着凉。而目前城市中商场、医院等公共场所在夏季普遍使用空调，温度往往设置较低，也是风寒邪气的一大重要来源。日常防寒保暖是预防感冒最基本的、最重要的，也是花费最少的手段。遇气候变化时应及时调整衣物。老年人的寒衣最好选择蓬松度大、重量轻、保暖性能好的棉衣、羽绒、丝绵等，穿起来既暖和又轻松。还应特别注意腿脚的保暖，尤其是在外出时，应穿宽松、干燥、保健、防滑的棉鞋或毛皮鞋以防滑倒，袜子以棉质为佳。老年体弱者出入公共场所时最好随身携带一件外衣或毛毯以备不时之需。运动或体力劳动后出汗较多应及时擦干，避免吹风，汗出当风是最易着凉的。老年人或平素体质偏弱者在寒冷季节起居、洗浴时应配备取暖设备。年老体弱者遇冬夏极端气候，或气温剧烈变化的时节尽量减少外出。

（3）避免交叉感染

在感冒高发季节应尽量减少外出，尤其是到人群密集的公共场所，避免与患者接触。如家中有人患流感，尽量分开居住，特别是有老年人、婴幼儿或体弱多病者。如条件不允许，也应戴口罩进行防护。

（4）合理膳食

唐代名医孙思邈倡导节制饮食，以食疗病，延年益寿。饮食宜清、淡、软、简，忌腻、厚、生、冷、杂，要适时、适量、适温，少进刺激之品，减少膏粱厚味的摄入。饮食上预防感冒，特别是在流感流行期间，不吃或少吃辛辣刺激性食物，少吃肥甘厚味，食宜清

沪上中医名家养生保健指南丛书

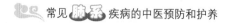

淡,宜适当多食新鲜蔬菜及水果。此外,应该多喝水。流感病毒喜欢干燥的呼吸道黏膜,在干燥的环境下,呼吸道黏膜的纤毛运动能力就大大减弱,抵抗病毒的能力降低,流感病毒更易侵袭。特别是秋冬季节,气候干燥,多喝水不仅有利于除燥,还可减少病毒的数量,每日至少应喝8杯水(至少2 000毫升)。

(5)勤洗手,注意个人卫生

飞沫传播是感冒病毒播散的一个重要途径,尤其是打喷嚏的时候,感冒病毒就随着飞沫出来了。很多人打喷嚏的时候习惯用手遮一下,这样感冒病毒就附着在手上了。再接触把手、桌椅等公用物品时,就容易使病毒附着上面,接触这些物品的人都可能沾染病毒,不注意的话就会将病毒带入呼吸道。因此,打喷嚏后要注意及时洗手,进出公共场所后也要认真洗手。

(6)勤通风,合理使用空调

在相对封闭的环境下,带有感冒病毒的飞沫不容易清除,更容易传播给他人。相反,如果是露天的环境,空气流动性较好,空间内的病毒密度较低,不容易传播。办公室及居室内要经常开窗换气,让人体排出的废气和屋里的病毒随风散走。条件允许还可以进行食醋熏蒸、空气净化器等进行室内空气消毒,但是家庭空气消毒适当即可,过分的清洁反而可使人体免疫力降低。一般定时开窗通风换气是降低室内病毒密度的有效方法。

空调是现代科技文明的产物,确实给人类的生活带来很大的舒适。但使用不当,对健康的危害也不容小视。使用空调应注意:①家用空调每年应进行一次全面清洗和消毒,特别是室内机的蒸发器。在空调使用期间,应经常清洗过滤网(用清水直接冲洗即可),最好每周1次。②开启空调前,先开窗通风10分钟,尽量使室外新鲜空气进入室内。空调使用时间较长的话,中间应再开窗通风20~30分钟,使室内外空气充分交换。③室内温度最好控制在25℃左右,室内外温差不宜超过8℃。④风出口处不要直接对着人、办公桌和床。⑤冬天天气干燥,可使用加湿器或在室内放一盆水。夏天从室外进入室内前,先将身上的汗擦干。

(7) 坚持洗冷水浴

可减少感冒的发生。主要是利用低于皮肤温度的水刺激机体,实现锻炼身体、提高身体适应能力。冷水浴的方法按作用由弱到强依次为擦身、冲洗、淋浴、浸泡等。一般从冷水擦身开始,适应后再转入较强的方法,并坚持到秋天或冬天。在时间选择上,应在早晨为佳,可以全方位地刺激人体功能,使人在每一天都有充沛的精力。最适宜的水温是 20℃。开始锻炼时间宜短,2～3 分钟即可,以后逐渐延长到 10～15 分钟,一般认为不宜超过 15 分钟。如水温低于 20℃ 则时间应相应缩短,水温越低,时间应越短。冷水澡并非人人适宜,婴幼儿及 60 岁以上的老人,女性在经期、孕期,因长期持续加班或生病而导致免疫力较差者,对冷水敏感、高血压病、心脏病、风湿病、坐骨神经痛、剧烈活动后、饭后等都不宜冷水浴。进行冷水淋浴或游泳时须做准备活动,应在身体发热后进行。冷水浴应该循序渐进,坚持不懈才能收到预期效果。进行冷水浴锻炼时,要注意自我感觉和体重等变化,如出现身体不适、体重减轻、失眠和食欲下降等,应暂停冷水浴。

图 1-1 为个人应养成良好的卫生习惯。

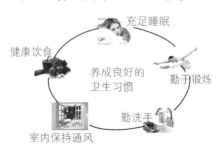

图 1-1　养成良好的卫生习惯

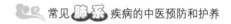

2. 饮食预防

注意日常生活的小细节,对于感冒的预防有很多帮助,在我们常吃的蔬菜、水果中就藏有许多预防感冒的"灵丹妙药"。预防感冒的蔬菜、水果如下。

葱:葱含葱蒜辣素,具有较强的杀菌或抑制细菌和病毒的功效。中医学认为具有发汗解表作用,还具有健胃功能,并可增强人体免疫能力,有强身健体之功。中医古方葱白七味饮就是一张治疗感冒轻症的经典处方。

大蒜:有提高细胞免疫、体液免疫和非特异性免疫功能的作用,是良好的免疫促进剂。大蒜提取物可杀灭乙型流感病毒,食用大蒜可降低流行期间患感冒的机会。

生姜:"四季吃生姜,百病一扫光","早吃三片姜,胜过人参汤",诸多民谚都反映了生姜的保健功效。姜含挥发性姜油酮和姜油酚,有活血、祛寒、除湿、发汗、健胃止呕等作用。

白菜:具有清热解毒、止咳化痰、利尿通便、养胃生津的功效。现代研究发现,白菜汁中的维生素 A 可增加呼吸道黏膜的抵抗力,预防感冒。

萝卜:有下气消食、除痰润肺、治喘、解毒、利尿和补虚等功效。萝卜中的萝卜素对预防、治疗感冒有独特作用。萝卜里的木质素,能提高巨噬细胞的活力,还是一种干扰素的诱导剂,能增强机体的免疫力,抗病毒。

西红柿:含有大量维生素 C,具有抗氧化功能,能帮助白细胞抵抗自由基所致损伤,从而起到抵抗病毒感染的作用。

南瓜:富含维生素 A。冬春季节儿童体内缺乏维生素 A 是易患呼吸道感染的一大诱因。维生素 A 可增强机体免疫力,从而发挥抗感染的作用。

柠檬:富含维生素 C、柠檬酸、苹果酸等,具有清热解毒、预防感冒的作用。

绿茶:绿茶所含的抗氧化剂有助于增强人体的免疫功能,

抵抗病毒、细菌的侵袭。

3. 食疗预防

（1）薏米扁豆粥

薏米及扁豆各50克煮成粥，每日早晚餐喝1碗。薏米、扁豆可强健脾胃祛湿气，促进肠胃吸收，还可加强体力以对抗感冒病毒。

（2）参枣汤

人参3克，大枣20枚。人参与大枣一起煎汤，饮汁食渣。经常饮食，可补益元气、固表防寒，适用于气短、心悸、倦怠乏力、食欲不佳者的预防。

（3）蒜子羊肉煲

羊肉250克，大蒜4～5瓣，香菇25克，笋50克，姜、蒜、胡椒粉适量。羊肉洗净焯水，切块，与大蒜等辅料入煲中慢火炖3小时。可抗寒助阳，适用于阳虚怕冷、容易反复感冒者，亦可作为冬令食补。

（4）百合枸杞猪肉粥

百合20～30克，枸杞10克，猪肉碎丁和粳米适量。先将米煮成粥，然后放入百合、枸杞、猪肉碎丁，一起煮熟即可。可养阴润肺，适用于阴虚感冒、睡觉多汗、心烦、口渴者。

（5）山药猪肉粥

山药20克（或生山药切片）、猪肉末和粳米适量。先将米煮成粥，将山药、猪肉末一起煮熟即可。可健脾益气，适用于气虚感冒，平素体弱、气短乏力、舌淡者。

4. 药物预防

（1）中成药

玉屏风颗粒：由黄芪、白术、防风等组成。功能益气固表止汗。用于表虚不固，自汗恶风，面色㿠白，或体质虚弱，经常感冒者。

藿香正气水（软胶囊）：由藿香、苍术、陈皮、厚朴、白芷、茯

沪上中医名家养生保健指南丛书

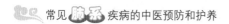

苓、大腹皮、生半夏、甘草浸膏、广霍香油、紫苏叶油等组成。功能解表祛暑,化湿和中。适用于暑天的感冒预防。

(2) 注射流感疫苗

流感疫苗对于预防流感、减少感冒,减轻流感、感冒的发病程度有一定作用。流感疫苗注射应在专业人员的指导下完成。

二、发病后养护

1. 药物预防

普通感冒应多饮水、多休息,大多可自行缓解。也可以服用泰诺、白加黑或者中药银翘解毒丸、桑菊感冒片、莲花清瘟胶囊等。有胃肠道症状的可用藿香正气系列制剂(如藿香正气散、藿香正气水、藿香正气软胶囊)。但应注意,高血压病患者选用感冒药时应避开含有伪麻黄碱的药物(如新康泰克),使用甘草也应慎重,因为甘草可水解出甘草次酸,这些成分都会引起血压升高。如兼有细菌感染可加用抗生素。病情严重的应由医师决定治疗方案。中医辨证论治因人而异,饮片汤剂对感冒急重病情控制较理想。

临床常见的气虚型感冒,症状为身体素虚,抵抗力低,平时易出汗,不耐风寒,身倦乏力,食欲不振,轻度发热,鼻流清涕,常缠绵日久不愈,或者反复感冒。这时用一般感冒药疗效不好,应该选用玉屏风颗粒、补中益气丸,或改为汤剂调理一个阶段效果更好。

2. 拔罐疗法

拔罐疗法选大椎、身柱、大杼、肺俞穴位,拔罐后留罐 15 分钟起罐,或用闪罐法,适用于风寒感冒。刺络拔罐法选大椎、风门、身柱、肺俞穴位,消毒后,用三棱针点刺,使其自然出血,待出血颜色转淡后,加火罐于穴位上,留罐 10 分钟后起罐,清洁局部并再次消毒针刺处,适用于风热感冒。

3. 塞鼻法

取大蒜 2 枚,捣汁拌面粉做成圆锥状,塞入鼻孔(两侧交替),每次留塞 15～20 分钟,每日 4～5 次。具有祛风散寒、宣肺通窍的功效,适用于风寒感冒。

4. 外涂疗法

取葱白、生姜各 30 克,食盐 5 克,共捣成糊状,加入适量白酒调匀,用纱布包好,涂擦胸、背、肘、腋窝及手足心。具有解表散邪的功效,涂擦后 15 分钟左右会有汗出,感冒诸症可以缓解。

5. 饮食宜忌

患者感冒时饮食宜：①选择容易消化的流质饮食,如菜汤、稀粥、蛋汤、蛋羹、牛奶等。②饮食宜清淡少油腻,既满足营养的需要,又能增进食欲。可供给白米粥、小米粥、小豆粥,配清淡、爽口的佐菜。③保证水分的供给,可多喝酸性果汁,如山楂汁、猕猴桃汁、红枣汁、鲜橙汁、西瓜汁等,以促进胃液分泌,增进食欲。④多食含维生素 C、维生素 E 及红色食物,如西红柿、苹果、葡萄、枣、草莓、甜菜、橘子、西瓜及牛奶、鸡蛋等。⑤饮食宜少量多餐。如热退后,食欲渐增,可改为半流质饮食,如面片汤、清鸡汤龙须面、小馄饨、菜泥粥、肉松粥、肝泥粥、蛋花粥。

患者感冒时饮食忌：①忌甜腻食物。②忌辛热食物,辣椒、芥末等辛热食物助火生痰,使痰变黏稠,不易咳出,头痛、鼻塞加重。③忌烧烤、煎炸食物。④忌刺激性强的调味品,咖喱粉、胡椒粉、鲜辣粉都具有强烈的刺激性,对呼吸道黏膜不利,使之干燥、痉挛,引起鼻塞、呛咳等症状。⑤忌海鱼、柿子、烟、酒等。⑥忌饮食不节,以免感冒迁延难治。⑦风寒感冒忌食生冷瓜果及冷饮。

6. 食疗养生方

(1) 红糖姜汤

苏叶 3～6 克,生姜 3 克,洗净切碎,放入茶杯内,冲入沸水200～300 毫升,加盖泡 10 分钟,再放入红糖 15 克搅匀,趁热饮

沪上中医名家养生保健指南丛书

用。功能解表散邪。适用于感冒初起、恶寒、无汗、头痛者。

（2）姜杏汤

杏仁500克，姜、甘草、盐各180克。杏仁泡洗去皮、尖，捣碎。甘草研成末，火炒。姜去皮，与盐一起捣碎。以上4种材料一起拌匀，每次1～2勺加水冲泡饮用。功能宣肺散寒，止咳祛痰。适用于风寒感冒，恶风寒，咳嗽咽痒，咯痰白稀，鼻塞清涕。

（3）百合枇杷藕羹

鲜百合、枇杷、鲜藕各30克。藕切成片，枇杷去核，与鲜百合加水同煮，熟时用淀粉勾芡成羹。功能清热润肺，生津止渴。适用于燥热伤肺型感冒，干咯痰少，痰中带血，咽干咽痛。

（4）双花饮

金银花、菊花、山楂各20克，蜂蜜250克。将金银花、菊花、山楂洗净，一同放在锅里，注入清水约1 500毫升，用文火烧沸，约30分钟即可起锅，滤出煎液待用。将蜂蜜倒入干净的锅内，用文火加热保持微沸，炼至色微黄，缓缓倒入熬成的汁内，搅拌均匀，待蜂蜜全部溶化后，用两层纱布过滤去渣，冷却后即成。功能辛凉解表，散寒解毒。适用于风热感冒，咳嗽咽痛，发热恶风，口咽干燥等。

（5）藿香苏叶鸡蛋汤

鸡蛋2枚，鲜藿香叶30克，鲜苏叶30克。将藿香叶、苏叶洗净，切碎，两味药一同放入瓦锅内，加清水适量，武火煮沸后，文火煮20分钟，再将鸡蛋打匀缓缓加入，煮沸，调味食用。功能祛暑解表，化湿和中。适用于暑湿感冒，恶寒发热，头痛无汗，头重身倦，胸脘痞闷，恶心呕吐，腹痛泄泻等。

三、防治误区

误区1. 感冒是小毛病，自己买点感冒药，可以不看医师

这话既对又不对，感冒通常无并发症，不必大动干戈，但也可伴有扁桃体炎、鼻窦炎、中耳炎、支气管炎，甚至肾小球肾炎、

病毒性心肌炎等严重情况,尤其是老年人和慢性病患者可使慢性支气管炎、支气管哮喘、心脏病、肾病、癌症等慢性病加重或恶化,甚至危及生命。因此,对于小儿,伴有慢性支气管炎、支气管扩张、心脏病、糖尿病等基础疾病的老年人,以及平素体弱者,感冒后应注意并发症的发生,及时就医。

误区 2. 预防感冒防寒保暖一定要"春捂秋冻"

民间有"春捂秋冻"的说法,确实是基于长期生活积累得出的经验。但也不必太拘泥于此。一些体质较弱、容易着凉感冒者,遇气温骤降时还是应及时添加衣物,不必非冻一冻;而一些阳盛体质(怕热、易出汗)者在气候变暖时也应及时减少衣物,如果捂得太严实则易身热汗出,再脱衣时反而容易着凉。

误区 3. 服用维生素 C 能预防感冒

目前针对维生素 C 能预防感冒存在争议。诺贝尔奖获得者、化学家莱纳斯鲍林认为,如果缺乏维生素 C,就有可能出现牙龈出血、抵抗力下降等。维生素 C 能促进免疫蛋白合成,提高机体酶的活性,增加淋巴细胞数量及提高中性粒细胞的吞噬活力。于是很多人建议,在感冒多发季节或出现了感冒症状后,患者要尽快大剂量服用维生素 C。必须指出的是,这些都是体外研究或者在人体缺乏维生素 C 的前提下得出的结论。对绝大多数维生素 C 并不缺乏的健康人来说,维生素 C 能预防感冒暂时还没有临床依据。最近的一项研究证实,维生素 C 在防治感冒方面的作用不大。那些每日服用 2 克维生素 C 的人,同每日只服用安慰剂的人相比,发生感冒的概率是一样的。对普通人来说,服用维生素 C 防治感冒没有任何效果,为了防治感冒而服用大量维生素 C 完全没必要。

误区 4. 感冒后,使用抗生素和输液治疗见效快

有些患者迷信抗生素和输液治疗,感冒后虽然体温不高或稍高,也深夜到医院看急诊,不听医师劝告,要求使用输液治疗或自行服用抗生素治疗。其实对大部分感冒患者来说,如发热

不高、发热时间不长、无严重细菌感染者并不需要输液。只有明确细菌感染，如出现扁桃体炎、流黄脓鼻涕、血常规中白细胞总数及中性粒细胞数增高等现象时，在医师的指导下合理使用抗生素。大量的医学研究结果表明，应用抗生素既不能缩短病程，也不能预防细菌性并发症的产生。长期使用抗生素，会使人体对抗生素敏感度降低，出现耐药性。

误区 5. 感冒时讲究忌口，不吃鸡蛋或牛奶等"发物"

感冒后会使人食欲减退，而流涕、咳嗽、发热等症状都会增加机体能量的消耗，如果不能通过加强营养及时补充能量，就会延长病程。因此，在患感冒后要多吃易消化的食物，口味宜清淡，适当多摄取一些蛋白质、维生素和微量元素，如瘦肉、鱼类、鸡蛋、蔬菜、水果等才有助于康复。

误区 6. 感冒不宜服人参、不可吃补药，以免闭门留寇，加重感冒

中医学认为，感冒是风邪侵袭人体引起的，治疗的基本原则就是解表，一般选用具有发散性质的药物，使外邪从表而解，服用人参等补气药物会闭门留寇，与感冒的用药原则有冲突。有些原来体质就差的人，通常比一般人容易感冒，俗称虚人感冒。对这种患者，如果无视其体质，单纯用解表药，往往病邪不去而正气愈虚，这叫做"正不胜邪"。这时，应该在祛除病邪的同时，针对体虚加用一些补药，如气虚者加黄芪、党参，血虚者加当归、白芍，阳虚者加补骨脂、仙灵脾，阴虚者加沙参、麦冬等。这样，不仅不会妨碍治疗，反而更有利于外邪的驱除，这叫做"正胜邪去"。古人创制治疗感冒的名方如人参败毒散、参苏饮等在感冒时使用人参托邪外出，临床上是很有效的。

误区 7. 感冒只要发热就要服用退热药

医学研究表明，正常体温的人服用对乙酰氨基酚（扑热息痛）等退热药，并无退热作用。给体温不高的患者服用退热效果亦不明显，低热患者服用退热药，并不利于疾病的治疗。因此，

感冒患者不要迷信和频繁使用退热药,须知发热其实是机体抵抗疾病侵袭的正常反应之一,有积极的抗病作用。过用、乱用退热药,还有导致白细胞数下降的危险。一般认为,体温至少在38.5℃以上时,才考虑使用退热药。当患者出现白细胞数下降时,应避免再用解热镇痛类药物。

误区8. 只要是感冒,服用板蓝根颗粒可以治疗

板蓝根不是所有感冒都适合,作为一种常用的清热解毒药,板蓝根并不是适合所有感冒的万能药,它只适用于风热感冒、流感等热性疾病的治疗,而风寒感冒、体虚感冒等并不宜使用。板蓝根对支原体、肺炎衣原体和军团菌等引起的上呼吸道感染无效。即使同为风热感冒,不同患者也存在夹湿、内热等个体差异。板蓝根较适于体内蕴热的风热感冒,对于风热夹湿感冒的患者就不太适合。

误区9. 姜汤能防治所有感冒

姜汤用于防治感冒是民间的常用方法,但是有的人感冒喝姜汤为什么没有效果呢? 患者如属于风热邪气,虽然也会有发热等一些感冒症状,但恶寒怕冷不甚明显,用姜汤的方法是不太合适的。因为感受的是外界的风热邪气,而生姜是一种辛温的药,误服姜汤就会出现老百姓所说的,如口干、流鼻血等口腔、鼻腔"上火"的症状,因此这样的感冒用姜汤发汗是没有效果的,在风热感冒的时候用了效果反而适得其反。

误区10. 联合多种药物治疗感冒

患感冒后同时使用抗生素、解热镇痛药、中成药、维生素等多种药物,认为药用得越多,感冒便好得越快。普通感冒多数是由于病毒感染造成的,抗生素不仅对病毒无效,还可能由于滥用出现药物不良反应。同时,治疗感冒的药物多数为复方制剂,大部分都含有解热镇痛药,如果服用种类混杂,有可能导致药物过量。例如成年人每日服用对乙酰氨基酚的剂量不应超过2克,而服用两种以上含有此类药物的制剂就可能造成药物过量。

第二章
急性气管-支气管炎

✚【疾病概况】

　　急性气管-支气管炎是气管、支气管黏膜的急性炎症性疾病。发病前多先有鼻塞、流鼻涕、咽喉疼痛等急性上呼吸道感染的症状,然后出现咳嗽、咯痰,一般持续2～3周;头痛、乏力等全身症状较轻,多于数天内消失,可有发热(图2-1)。

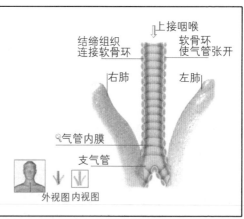

气管是一个宽约2.5厘米的管状器官,它把喉与肺连接起来。气管的内膜是潮湿的,被黏液所覆盖,黏液可以黏着许多被吸入的小颗粒,阻止其进入肺。软骨环使气管具有一定的强度,而其间的结缔组织则使气管更加灵活。

上接咽喉
结缔组织连接软骨环
软骨环使气管张开
右肺
左肺
气管内膜
支气管
外视图　内视图

图2-1　气管解剖图

　　本病常见发病原因有病毒、细菌等微生物感染,过冷空气、刺激性气体等物理、化学刺激损伤气管黏膜,或对花粉、粉尘、微生物蛋白质过敏等。本病多发于寒冷季节或气候突变时,也可由急性上呼吸道感染蔓延而来。如不经适当治疗,可能继发细菌感染;平时抵抗力低者,可能引起肺炎。小儿患病率较高,身体健壮的小儿少见并发症,但在免疫功能低下,或有先天性呼吸道畸形、慢性鼻咽炎、佝偻病等患儿中,易并发肺炎、中耳炎、喉炎及鼻旁窦炎等。

本病西医使用抗生素和对症治疗。对细菌感染抗生素效果较好,若细菌与病毒同时感染,效果不甚理想。对症治疗常用化痰止咳平喘的药物,如有发热,加用解热镇痛药。

中医学认为,本病起于外邪侵袭肺表,导致肺失宣肃,风寒、风热、风燥均可致病。风寒犯肺,见咳嗽频作、咯白色稀痰,伴咽痒、恶寒发热、无汗,舌苔薄白、脉浮或浮紧;风热袭肺,见咳嗽频剧、咯痰黄黏、咯痰不爽,伴口干、恶风发热、出汗,舌苔薄黄、边尖红,脉数或浮滑;燥热咳嗽,见干咳无痰,或咯少量黏稠痰,不易咯出,咳甚胸痛,或痰中带血丝,伴口干咽燥,或有微寒身热,舌红少津、苔薄黄,脉浮稍数;凉燥咳嗽,见干咳少痰或无痰,伴咽干鼻燥、恶寒发热、无汗,舌苔薄而干,脉浮稍紧。治疗应以宣肺散邪为主,根据病邪不同,又有祛风散寒、宣肺止咳,疏风清热、宣肺化痰,疏风清热、润燥止咳等不同治法。

【养生指导】

一、发病前预防

中医学认为,本病的发生是由于人体正气不足,加上致病的邪气侵袭人体这两方面因素造成的。其中,正气不足是主导因素。因此,中医防病,一方面重视对人体正气的培护,另一方面也注重主动避免邪气侵袭。就本病而言,正气主要指人体的肺气和卫气,邪气则包括以风邪为主体的诸如风寒、风热、风燥等诸多病邪。因此,本病的预防,一方面应培补肺气、卫气,增加抵抗力;另一方面应避免风寒、风热等外邪侵袭。其主要措施如下。

1. 药物预防

容易发生感冒或气管炎的人群,可在多发季节、气候变化时节,用黄芪 15 克,加红枣 10 枚,煎水代茶服用,可补益肺气、卫气,增强机体抵抗力;同时,亦可注射胸腺素、乌体林斯、斯奇康等,增强机体免疫功能,提高机体抗病能力。

2. 按摩

坚持进行简易按摩,也可以起到增强正气的作用,并帮助机体在受到少量邪气侵袭但还没有导致疾病形成的时候,祛邪外出,预防疾病的发生。常用方法有以下 3 种。①按摩大鱼际:大鱼际在手掌正面的拇指根部至手掌根部,其手背和手心交界处为肺经分布之处,以双手大鱼际互相反复摩擦,每次 5 分钟,每日 1～2 次,可促进肺经经气运行,防治外邪袭肺。②按摩迎香穴:迎香穴位于鼻唇沟止于鼻翼处,为手阳明大肠经、足阳明胃经交会穴,主治鼻部病症;以拇指外侧按压该穴位,轻轻揉1～3 分钟,每日 2 次。③按摩风池穴:风池穴为足少阳胆经、阳维经的交会穴,位于头后部的颈肌两旁凹窝中,以双手拇指按摩,可起到益气壮阳的作用,每次 30～60 下,每日 2～3 次(图 2-2)。

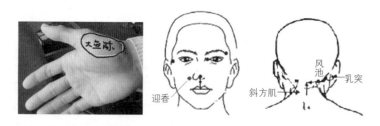

图 2-2 按摩常用穴位(一)

3. 运动锻炼

加强身体锻炼,既能改善心肺功能,又可调节精神状态,帮助人体增强抗病能力。可根据个人身体情况及喜好,选择步行、慢跑、游泳、打太极拳、跳舞等有氧运动项目;每次不少于30分钟,每周坚持3次以上。贵在坚持,持之以恒,方能收效。

4. 生活调养

注意防寒保暖,特别是位于颈部正中、两锁骨中间的天突穴和上背部要注意保暖,可系围巾,或穿背心、马甲等;夏季空调温度设定不宜过低,冬季开空调的房间应注意保持湿度,空气不宜过于干燥。

5. 积极预防、治疗上呼吸道感染

做好保护工作,防止有害气体、酸雾和粉尘的外袭,是预防支气管炎的有效措施。

6. 佩戴香囊以避病邪

吴茱萸、艾叶、苍术、藿香、肉桂、砂仁、白芷等制成的香囊,佩戴在胸前、腰际、脐中等处,亦有防避邪气的作用。但孕妇慎用。

二、 发病后养护

1. 生活调理

发病后注意休息,多喝水,饮食清淡;保持室内空气新鲜,适当通风换气,避免再次受凉;服用中药后,可能出汗,这时尤应注意保暖、避风,还可以喝热粥,帮助出汗散寒。另外,风寒咳嗽、凉燥咳嗽的患者应忌食生冷食物,风热咳嗽、温燥咳嗽患者可能口咽干渴,喜欢喝凉水,但亦不宜过食寒凉,以防水饮内停,反而使得咳嗽难以痊愈。同时,最好不用吃海鲜、虾、蟹等发物,避免摄入异性蛋白导致咳嗽加重。

2. 简易药物治疗

一般咳嗽,可用枇杷叶(用纱布包裹)10克,杏仁10克,冰糖6克,水煎服,每日2次。风寒咳嗽,可用荆芥10克,防风10克,杏仁10克,苏叶10克,水煎服;风热咳嗽,可用黄芩10

沪上中医名家养生保健指南丛书

克,全瓜蒌 30 克,鱼腥草 30 克,水煎服,每日 2 次;温燥咳嗽,可用桑叶 20 克,枇杷叶 10 克,麦冬 10 克,水煎服,每日 2 次;凉燥咳嗽,桑叶 20 克,杏仁 10 克,象贝母 10 克,水煎服,每日 2 次。

常用的中成药:通宣理肺丸、杏苏止咳颗粒等,用于风寒咳嗽;莲花清瘟胶囊、急支糖浆、羚羊清肺丸等,用于风热咳嗽热较重者;蛇胆川贝液、金荞麦片等,用于风热痰多者;蜜炼川贝枇杷膏、养阴清肺丸等,用于燥热咳嗽伤阴明显者。

3. 食疗养生方

《黄帝内经》云:"肺欲收,急食酸以收之,用酸补之,辛泻之。"本病属于表证的范畴,治疗时应以祛邪为主,多吃辛散之品,而不宜食酸涩之物,如柿子、山楂等。常用食疗方如下。

(1) 苏叶葱白粥

苏叶 15 克,葱白 6 段,生姜 5 片,粳米 100 克,红糖适量。将先将粳米煮粥,放入苏叶、葱白和生姜,再煎煮约 20 分钟。每日分 3～4 次服。适用于风寒咳嗽者。

(2) 银花饮

银花 15 克,生甘草 9 克,芦根 15 克,冰糖适量。将 3 味同煮,武火烧沸后,再用文火煎煮 20 分钟即可。每日分 3～4 次服。适用于风热咳嗽者。

(3) 川贝杏仁汁

川贝 6 克,杏仁 9 克,冰糖适量。将贝母洗净,杏仁去皮洗净,武火烧沸后,放入冰糖,再用文火煎煮 20 分钟,去渣取汁即成。每日分 3～4 次服。适用于痰热咳嗽、痰黏难出者。

(4) 杏梨饮

鸭梨 1 只,杏仁 10 克,冰糖适量。将杏仁去皮,捣碎;将鸭梨洗净,去皮、核,切成薄片;将杏仁、鸭梨和冰糖同煮,用武火烧沸,再改用文火煮熬 30 分钟即成。每日分 3～4 次服。适用于痰热咳嗽、燥热咳嗽者。

（5）萝卜杏仁汁

新鲜白萝卜 500 克,杏仁 10 克。将萝卜去皮,洗净,切成小块;将杏仁去皮,用开水 500 毫升煮沸 10～15 分钟;萝卜块、杏仁一起放入家用粉碎机内捣成泥状即成。每日分 3～4 次服,每次 30～50 克。适用于咳嗽痰多者。

4. 按摩

（1）穴位按摩

用示指或大鱼际按揉整个前额部约 5 分钟;再将示指、中指、无名指抹擦前额及鼻翼两侧,反复 5～8 遍;然后双手同时用拇指按揉左右太阳穴、迎香穴,每对穴位 1 分钟;用中指分别按揉天突、膻中穴,每穴 1 分钟;然后用双手拇指分抹法沿肋间隙自上而下,由内在外治疗,反复 3～5 遍;接着用拇指按揉丰隆穴,约 2 分钟;用手指或手巾反复摩擦背部的定喘、肺俞穴,每穴 2 分钟(图 2-3)。

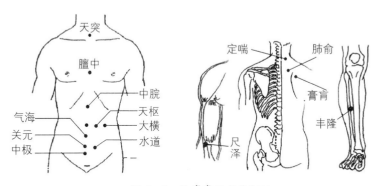

图 2-3 按摩常用穴位(二)

（2）足部按摩

按摩肾、输尿管、膀胱反射区各 3 分钟;按摩肺及支气管、气管、扁桃腺反射区各 3 分钟;相关反射区按摩肾上腺、脾、肝、淋巴腺反射区。其中按摩肾、输尿管、膀胱反射区可以加快体内毒素的排泄;按摩肺及支气管、气管反射区可以减轻和消除支气管

沪上中医名家养生保健指南丛书

炎症,缓解气管痉挛,可以帮助平喘止咳、排痰;按摩扁桃体反射区可以改善咽喉部不适症状;按摩肾上腺反射区可以促进肾上腺皮质激素分泌,有抗炎、平喘的作用;按摩脾反射区可以健脾以化痰,减少痰液分泌;按摩肝反射区,中医学认为,肝火盛则伤肺,故选用肝反射区泄肝助肺;按摩淋巴结反射区能加强病变部位的血液循环,提高支气管局部和机体的抵抗力(图2-4)。

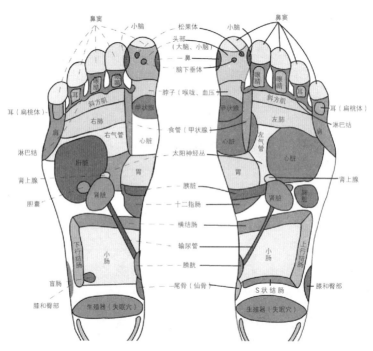

图2-4　足部按摩常用穴位

(3) 小儿按摩

将患儿扶抱或仰卧,家长固定患儿上肢,清肺经、推(退)六腑各300次,推三关100次;患儿俯卧位,分推肩胛骨100次,按揉肺俞、大椎各1分钟;按揉膻中、丰隆穴各2分钟。另外,可根据辨证加减:风热犯肺型,常用手法为推太阳30次,推三关300

次,拿风池、肩井穴各 10 次。痰热壅肺型,推六腑 300 次,清心经 100 次;加揉丰隆 50 次,揉中脘 3 分钟。热入心营型,推六腑、清天河水各 500 次,清心经、清肝经各 300 次;按揉曲池 1 分钟,推涌泉 300 次。

三、 防治误区

误区 1. 只有咳嗽,没其他症状,不治疗,也不会转为慢性病、肺炎

一般来说,由急性气管-支气管炎引起的咳嗽、咯痰等症状在 2～3 周可以痊愈。但是部分患者,如小儿、老年人、心肺功能不全者、糖尿病患者、体质较差者、正在服用免疫抑制剂者或近期抵抗力下降者,如果未得到积极治疗,则可能出现由气管炎症导致的肺炎,出现咳嗽症状加重、发热等。尤其是小儿,病情发展可能十分迅速,应引起足够重视。此时,应立即就诊,拍胸片、查血象等帮助明确诊断,并积极治疗。

此外,部分患者每至季节突变时容易由上呼吸道感染引发急性气管-支气管炎。如咳嗽、咯痰等症状每年持续达 3 个月,且连续 2 年,就可以诊断为慢性支气管炎。而患慢性支气管炎时,随着疾病反复发作,呼吸道结构发生不可逆的改变,最终形成肺气肿、肺心病等,严重影响生活质量。因此,不能忽视急性气管炎的早期治疗。

误区 2. 咳嗽了,赶紧吃止咳药就可以了

包括急性气管-支气管炎在内的许多呼吸道疾病都以咳嗽为主要表现。咳嗽是一种有益的保护反射,能帮助排出呼吸道内的痰液或颗粒粉尘,保持气道的通畅和清洁,所以不能"见咳止咳"。首先应当去呼吸科或内科就诊,明确引起咳嗽的疾病,针对疾病进行治疗。对细菌感染所致急性气管-支气管炎引起的咳嗽,可以服用止咳化痰中药或抗生素等。如剧烈咳嗽且没有痰,可以在医师的指导下使用镇咳药物,减轻咳嗽症状。但如

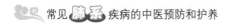

咳嗽且痰黏、不易咳出,则要慎用镇咳药物,同时使用祛痰、稀化痰液的药物,帮助排痰,否则积痰阻塞呼吸道,容易加重感染,甚至引致窒息。

误区3. 气管炎不是大毛病,坚持运动没坏处

部分患者有运动习惯,生病时也不想中止锻炼;或者在患有急性气管-支气管炎时,认为运动可以发汗,自然咳嗽就会好。其实,本病是气管黏膜炎症所致,如在发病时仍然大量运动,增加气道通气量,加大了对气管黏膜的刺激,不仅影响气管炎症的修复,还可能造成炎症加重,对机体修复产生不利影响。另外,就发汗而言,确实对于缓解风寒束肺所致的咳嗽有好处,但无需依赖运动,可以通过服用解表散寒中药、洗热水澡等方法来发汗,达到散寒宣肺的效果,但仍宜在医师指导下以药物治疗为主。

第三章
慢性支气管炎

【疾病概况】

　　慢性支气管炎（简称慢支）一般都是急性支气管炎反复发作,持续时间长而形成的。临床上凡咳嗽、咯痰或喘息每年发作持续3个月,连续2年或2年以上可判断已形成慢性支气管炎。这时支气管黏膜受到很大损害,黏膜柱状上皮变性、坏死、增生甚至鳞状化生;纤毛发生粘连、倒伏、变短、卷曲、折断;分泌腺体肥大、增生,分泌量增加,使气管管腔狭窄甚至纤维增生,黏膜下层平滑肌断裂、萎缩。这种状态持续存在,则细小的支气管结构发生变化,医学上称为"气道重构"。所以说,慢性支气管炎不只是表现为咳嗽,其本质是支气管的损伤、破坏甚至重构,是一个需要长期保养和治疗的疾病。

　　影响慢性支气管炎发病的原因如下。①感染:与感冒的关系极为密切,其中流感病毒、鼻病毒是我国引起流感和慢性支气管炎反复发作的主要病毒。病毒感染使呼吸道黏膜及上皮细胞发生代谢改变,降低防御能力,引起细胞继发感染。②气象因素:秋末冬初(10～11月)或冬末春初(3～4月)气温变化大,尤其是气温骤降使呼吸道局部小血管痉挛、缺血,呼吸道上皮的纤毛变短、粘连、倒伏,故防御能力下降,而病毒、细菌容易停留繁殖。③烟雾、粉尘、大气污染。④吸烟:吸烟者比不吸烟者慢性支气管炎的发病率高2～8倍。每日吸烟25支以上的慢性支气

沪上中医名家养生保健指南丛书

管炎患者的死亡率较不吸烟者高20倍。⑤过敏:喘息型慢性支气管炎与过敏的关系尤为密切。

慢性支气管炎的主要临床表现是咳嗽、咯痰,持续时间较长,每年3～4月及10～11月为好发季节。咳嗽、咯痰在晨起时较为明显,痰多色白,质地较清稀,易于咯吐。如出现痰色变黄,质黏稠或呈脓痰则提示合并细菌感染。随着疾病的进展,咳嗽晨起明显的特点则不突出,转而表现为白天持续的咳嗽、咯痰,甚则影响夜间睡眠休息。如在咳嗽、咯痰的基础上还有喘息、气促等呼吸困难的表现,则称为喘息型慢性支气管炎。若这部分患者肺功能检查有阻塞性气道改变的话,目前多将其归入慢性阻塞性肺病中。

慢性支气管炎多归属于中医学"咳嗽"、"痰饮"的范畴。痰浊是其最主要的病理因素,而痰的产生又与肺脾两脏关系密切,故中医有"肺为贮痰之器"、"脾为生痰之源"之说。因此,在慢性支气管炎缓解期主要治疗为补肺固表,健脾化痰。发作期则应以宣肺止咳化痰为主,化痰应根据痰的色、质、量、味来辨别寒痰、湿痰、热痰,而分别施以清热化痰、燥湿化痰、温化痰饮等不同的治法。

✚【养生指导】

一、发病前预防

1. 增强体质,减少发病

(1) 调摄情志

慢性支气管炎病程迁延易复发,患者对长期病痛往往存在焦虑和恐惧心理,所以需要家属的关心和照顾。家属要注意观察患者的情绪变化,鼓励患者增强抗病信心,保持良好的心态,树立战胜疾病的信念,积极配合治疗。

（2）防寒保暖

寒冷常为慢性支气管炎发作的重要原因和诱因,慢性支气管炎发病及急性加重常见于冬天寒冷季节,尤其是在气候突然变化时。寒冷空气刺激呼吸道,除减弱上呼吸道黏膜的防御功能外,还能通过反射引起支气管平滑肌收缩、黏膜血液循环障碍和分泌物排出困难等,容易继发感染。从初秋开始加强耐寒锻炼,进行户外健身运动,持之以恒,改善心肺功能,从而提高呼吸道和肺部的耐寒抗病能力。

（3）运动锻炼

可以根据自己的体质,选择适合自己的运动形式,参加体育锻炼,如做操、散步、打太极拳、练剑、游泳等。运动可以使呼吸加深、加快,血液循环加快,丰富的氧气随血液循环到全身各个器官,促进新陈代谢,加强身体对外界温度变化的适应性,从而提高抗病能力,增强体质。

（4）调理饮食

慢性支气管炎患者的食物以清淡为主,也强调营养丰富,尽量不食辛辣刺激性食物。秋季适当辅加补阴润肺的食物,如莲子银耳汤、冰糖雪梨羹等补肺养气、生津润燥。饮食原则应适时补充必要的,如鸡蛋、鸡肉、瘦肉、牛奶、动物肝、鱼类、豆制品等。寒冷季节应适当补充一些含能量高的,中医学认为温性的食品,如奶制品、羊肉、鸡肉或狗肉以增强御寒能力。经常选择四季时令新鲜蔬菜、瓜果。含维生素 A 的食物亦是不可少的,如梨、苹果、樱桃、香蕉、大白菜、胡萝卜、荠菜、番茄、茄子、南瓜、胡桃仁、鱼肝油等,有保护呼吸道黏膜的作用。

（5）增强免疫力

应以增强体质、提高抗病能力和预防复发为主。①疫苗:每年注射 1 次支气管疫苗。支气管疫苗最好在发作季节前 1 个月开始注射,一般注射 2 个月(每周 1 次,共 8 次)的疫苗后可维持1 年。②核酪注射液(麻疹病毒疫苗的培养液):每周肌内或皮

沪上中医名家养生保健指南丛书

下注射 2 次,每次 2～4 毫升。③卡介苗多糖核酸注射液:每周肌内注射 3 次,每次 1 毫升,在发病季节前用药,可连用 3 个月,以减少感冒及慢性支气管炎的发作。④肺炎克雷白杆菌提取的糖蛋白:可预防慢性反复呼吸道感染。

2. 冬病夏治

穴位敷贴、穴位注射的方法可提高免疫力,是中医提倡的"治未病"疗法之一,符合现代预防医学思想。伏天人体气血旺盛,腠理开泄,此时贴敷,药力更易直达脏腑,达到激发正气,减少冬季发作。详见哮喘相关章节。

3. 拔罐疗法

取定喘、肺俞、膈俞、脾俞、肾俞等穴位,在脊柱及足太阳膀胱经两穴依次走罐 2～3 遍,然后在大椎、定喘、肺俞、膈俞、脾俞、肾俞留罐 10 分钟。能够起到很好的预防和保健作用。

4. 耳针疗法

取穴:咽喉、气管、肺、大肠、肾、内分泌、肾上腺。每次取 4～5 穴,配穴据症而取,以王不留行贴敷压丸。每日患者自行按压 2～3 次,每次每穴 3～5 分钟。每次一侧耳穴,两耳交替。不仅能明显改善症状,还可提高患者的免疫功能及抗感染能力,使呼吸通畅,咳喘减轻。

5. 避免诱因

(1) 戒烟

吸烟对支气管的损伤和破坏是非常肯定的。国内外大量的研究表明,吸烟的时间和吸烟的数量与慢性支气管炎的发病和程度关系密切。吸烟可以使正常的支气管上皮细胞受损,降低局部抵抗力,还引起支气管收缩痉挛,使气道阻力增加。烟雾刺激支气管,使黏膜充血、水肿,易导致感染。因此,戒烟是防治慢性支气管炎的关键之一。

(2) 减少空气污染

空气污染可诱发或加重慢性支气管炎。尽量减少去人员拥挤、空气混浊的场所。在居室中可以养一些无刺激性气味且能吸附有害物质的草木花卉等绿色植物,如芦荟、吊兰、虎尾兰、一叶兰、龟背竹、常春藤、白掌、银皇后、合果芋、波斯顿蕨、鸭掌木等以净化空气。

(3) 避免各种过敏原或刺激物接触

过敏原、寒冷刺激,以及由于社会工业化污染严重,环境中刺激性烟雾、粉尘、大气污染也是慢性支气管炎发病率上升的原因。已知过敏原者,要避免再次接触;对冷空气过敏者,在冬季应注意防寒,外出戴口罩,注意增减衣服,以及胸部、颈部保暖;居室应保持空气清新,注意通风。不在刚装修完的房内居住,不养宠物,不铺地毯。

二、发病后养护

1. 心理调摄

慢性支气管炎的病程迁延,易复发,且易并发阻塞性肺气肿、支气管扩张,导致肺源性心脏病。患者害怕气温变化及寒冷空气刺激而使病情复发,有的存在消极心理,对生活失去信心,所以亲属的关心和耐心细致的照料是十分重要的。给予耐心细致的照顾,不急不躁,调畅情志,保持良好心态,从而积极配合治疗,增加患者对疾病的了解程度,争取早日康复。

2. 药物调治

(1) 发作期

针对患者的咳、痰、喘症状,选用不同的治疗药物。可以给予祛痰药及镇咳药物,以改善咳嗽、痰多等症状。常用药物有氯化铵合剂、溴己新等,伴有喘息可用解痉平喘药氨茶碱、特布他林(博利康尼)等。感染明显者,如出现发热、咳嗽、痰多色黄脓等症状,应在医师指导下使用抗生素。中成药桂龙咳喘宁片,适用于寒痰湿阻,如痰多、色白、质地清稀者;痰多、色黄、质稠者,可选用金荞麦片、蛇胆川贝液、蜜炼川贝枇杷膏等;痰液非常稠,或痰燥、咯吐十分困难,可选用复方鲜竹沥;痰少或无痰而咳嗽明显者,可选用强力枇杷露、杏苏止咳颗粒等。

(2) 缓解期

缓解期主要依靠中药调养,扶助人体的正气,调整脏腑的功能,使机体抵御外邪侵袭的能力提高,体内痰湿之邪的产生减少。如有条件者可请中医师根据症情辨证用药,服汤药调养。也可选用玉屏风散(颗粒、冲剂)扶正固表,适用于体虚比较容易感冒者;如在咳嗽、咳痰的基础上再伴有气短,或是活动后觉得略有呼吸困难者,可选用人参蛤蚧胶囊、百令胶囊,或自购白参、干胎盘研粉,按 1 : 1 的比例装入胶囊,每次服用 2～3 粒,每日 2～3 次。如兼阴虚,口干咽燥、烦热盗汗、舌红少苔,可选用西洋参、铁皮枫斗煎汤或泡茶饮用。

3. 指导有效咳痰

取舒适卧位,做 5～6 次深呼吸,吸气末保持张口状,连续咳嗽数次使痰到咽部附近,再用力咳嗽使痰排出。这样使分泌物从远端移向大气道,容易咳出。也可使用胸部叩击法,患者取侧卧位,操作者指关节微曲,手呈覆腕状,从肺底由外向内,由下向上轻拍胸壁震动气道,边拍边鼓励患者咳嗽,以利痰液排出。同时应少量多次饮水,每日饮水量不少于 1 500 毫升,以稀释痰液,利于排出。

4. 戒烟

慢性支气管炎发病前应当戒烟,发病后更要戒烟。戒烟可使临床症状减轻,痰量减少,咳嗽容易控制。每日吸烟的慢性支气管炎患者病死率较不吸烟者显著增加,纸烟中焦油引起支气管黏膜上皮细胞损伤、脱落以及变异;烟丝点燃后产生的氢氰酸能损害支气管上皮而使痰液难以排出;尼古丁的严重毒性已不用赘述。劝导慢性支气管炎患者戒烟应视作重要的保健养生和治疗措施,怎么强调也不为过分。

5. 饮食宜忌

适宜饮食已在前文详细介绍,慢性支气管炎发病时的饮食宜忌如下。

(1) 忌寒凉食物

慢性支气管炎患者病程较长,大多脾、肺、肾阳气不足,对寒凉食品反应较大。因为寒性凝滞,寒主收引,过食寒凉食品可使气管痉挛,不利于分泌物的排泄,从而加重咳喘,使痰不易咯出。此外,寒凉食品损伤脾胃阳气,脾胃受寒则运化失职,导致痰浊内生,阻塞气道,喘咳加剧。所以,慢性支气管炎患者应少吃寒凉食物,如荞麦、绿豆、莴笋、黄瓜、丝瓜、冬瓜、西瓜皮、菠菜、芹菜、苦瓜、甘蔗、马齿苋、茭白、柑、菱角、荸荠、柿子、田螺(大寒)、螃蟹、蛤蜊、螺蛳、蚌肉、牡蛎肉等。

(2) 忌油炸及辛辣刺激食物

油炸等油腻食品不易消化,易生内热,煎熬津液,可助湿生痰、阻塞肺道,导致咳嗽、气喘加重。而辛辣食物如辣椒、洋葱、生蒜、胡椒粉等,吃后可助热生痰,并可刺激支气管黏膜,使局部水肿,而咳喘加重。因此,慢性支气管炎患者应忌食油炸及辛辣刺激食物。

(3) 忌海腥发物

变态反应是慢性支气管炎的发病原因之一,而鱼、虾、蟹和禽蛋类、鲜奶或奶制品又是常见的过敏原。所以,慢性支气管炎患者应忌食这类食品。

6. 食疗养生方

(1) 黄芪大枣汤

黄芪 12 克,大枣 15 枚。黄芪、大枣加适量水煮约 30 分钟,饮汁。功能益气祛风、增强人体免疫,适用于慢性支气管炎、反复感冒者。

(2) 胡桃仁方

胡桃仁 15 克,生姜 1～2 片。将胡桃仁和生姜碾碎,混合均匀。分早晚两次细细嚼食。功能补肺益肾、平喘止咳,适用于慢性支气管炎肺肾两虚、久咳痰喘者。

(3) 银杏蒸鸭

银杏 3 克,白鸭 1 只,花椒、葱、姜、盐、酒各适量。银杏去壳,放在开水中焖熟,然后去皮膜,在热油锅内炸至微黄即可捞出。白鸭洗净,用花椒、葱、姜、盐、酒腌制约 1 小时,去鸭骨。最后加入银杏,放入笼屉,蒸熟即可。功能平喘化痰,适用于慢性支气管炎咳喘、痰多者。

(4) 冰糖蒸白果

白果 30 克,冰糖适量。白果去壳、膜及胚芽,洗净,与冰糖一同放入大瓷碗中,加清水 250 毫升,隔水蒸 1 小时。分 3 日服,每日早晚 1 次。功能止咳平喘,适用于慢性支气管炎咳嗽气喘者。

(5) 麦冬沙参蒸鸡

沙参 30 克,麦冬 30 克,母鸡 1 只,料酒、葱、姜、盐适量。母鸡、麦冬、沙参洗净,沙参需切片,将沙参、麦冬置入鸡腹中,用细线将鸡腹缝合,放在压力锅中,加盐、葱、姜、料酒,蒸至鸡肉酥烂。功能益气养阴,适用于慢性支气管炎气阴两虚、咳嗽痰不多、乏力疲劳、口干、舌红者。

(6) 桑白皮猪肺汤

猪肺 250 克,甜杏仁 15 克,桑白皮 15 克,料酒、葱、姜、盐适量。猪肺洗净,切块,放入铁锅中干炒至表面颜色变黄,再加清水煮沸,将猪肺捞出,与甜杏仁、桑白皮一同放入砂锅内,加清水,烧开,撇去浮沫,加入料酒、葱、姜、盐等,小火炖至猪肺酥烂。功能补肺清肺,适用于慢性支气管炎燥咳、咯痰不畅者。

附:猪肺的清洗方法。①先将猪肺灌少许水,炒菜的铁锅内放水,将猪肺放入(水浸没猪肺一半即可),使猪肺喉管伸出锅外,用小火慢慢加热,加热过程中猪肺内的血水会溢出来,用盘接住,约 30 分钟。然后再换一面。猪肺收干水后,切大块,用姜块加水再焯一下即可。②水龙头上套猪肺喉管,将水灌进猪肺里,待肺扩张后,用手揉搓,将水倒出,再灌水揉洗,如此反复直到肺变白。然后放入锅内,用水浸没,烧沸后再浸 15 分钟,倒出残物,再灌水冲洗 1～2 遍即可。

(7) 南瓜松仁浓汤

南瓜、土豆各 100 克,松仁 30 克,橄榄油、盐、糖、水淀粉、鲜奶油适量。南瓜、土豆削皮,切片,铁锅中放少量橄榄油,将松仁放入,小火慢炒至香味出,盛出待用。再在锅中放入橄榄油,加入南瓜、土豆及松仁翻炒,至南瓜酥软,盛出倒入搅拌机中打成糊,倒入锅中加清水煮沸,加盐、糖、水淀粉勾芡,淋少许鲜奶油。功能滋肺润燥,适用于慢性支气管炎咽干燥、咳嗽少痰者。

(8) 苏子红糖粥

苏子 15 克,粳米 100 克,红糖适量。将苏子捣成泥,与粳米、红糖同放入砂锅中,加水熬制粥稠即可。功能化痰止咳,降气平喘,适用于慢性支气管炎痰多、质清稀、色白者。

沪上中医名家养生保健指南丛书

第四章

肺　炎

✚【疾病概况】

肺炎是指肺实质的炎症,病因以感染最为常见,其他如一些理化因素(放射性物质或有毒化学物等)也可引起肺炎,但一般如无特殊说明通常指感染性的。健康人的呼吸道有较健全的防御机制,故病菌不易侵犯肺部。但是在受寒、饥饿、疲劳、全身虚弱以及各种疾病或药物导致免疫功能下降的情况下,原本健全的防御机制受到损害,从而使病菌有机会侵入肺部增生繁殖而发生肺炎。一般起病急骤,先有寒战,继之以高热,体温可达39～41℃。早期为干咳,痰量逐渐增多,黏稠或脓性痰,典型的可出现铁锈色痰。部分患者可伴有胸痛,咳嗽或深吸气时明显;也可伴有意识障碍、呼吸困难、休克、肾功能不全等表现,通常提示病情较重。值得注意的是,老年人或体质虚弱的人可无上述典型的临床表现,有的甚至没有发热、咳嗽等症状,仅表现为精神萎靡、不思饮食、嗜睡等,不易引起重视而延误诊治。

肺炎在临床上有很多分类方法,按病原体的种类,分为细菌性(结核分枝杆菌除外)、病毒性、真菌性和寄生虫肺炎四大类;细菌中的军团菌与分类上不属于细菌但与细菌性肺炎有类似特征的肺炎支原体和肺炎衣原体所致的肺炎,统称为非典型肺炎[不是严重急性呼吸道综合征(SARS)];按影像解剖学,可分为大叶性肺炎、小叶性肺炎(支气管肺炎)和间质性肺炎;按病程长短,可分为急性、亚急性和慢性肺炎。疾病发生的场所和宿主状态分为社区获得性、医院获得性、护理院相关性肺炎以及免疫低下宿主(如艾滋病、肿瘤放化疗患者、器官移植或其他接受免疫抑剂患者)肺炎。其实临床上还有一部分人群,如呼吸系统慢性病(如慢性支气管炎、肺气肿、支气管扩张)、脑卒中(中风)后、下肢骨折长期卧床的患者、糖尿病患者,他们的防御功能也有不同程度的损伤,但程度又不如免疫低下宿主严重,也是肺炎的高发人群。如此划分将肺炎按易感因素、严重程度和预后进行分层以有效地指导临床诊疗和养生保健。

　　肺炎根据其临床表现特点分属于中医学"风温"、"肺热病"、"肺炎喘嗽"等病,归于中医外感病的范畴,即此病的病因主要是感受外界(体外)的邪气。其中最重要的是风、寒、热3种邪气。这些邪气作用于机体后导致机体的正气抗争、气血津液运行紊乱等一系列病理变化,从而产生相应的临床症状。中医治疗肺炎主要通过解表宣肺、清热化痰、理气止咳等方法清除入侵的邪气和体内的病理产物,纠正气血津液运行的失常,恢复肺的正常生理功能。

【养生指导】

　　一般情况下青壮年和无基础疾病的患者疾病过程较为典型,对治疗的反应性也较敏感,预后较好。这部分人群的养生保健,只需适当地注意预防和善后即可。而对于免疫功能低下的患者,或是一些合并有基础疾病(如前文所提到的)的患者则相对复杂。中医学观点认为,这部分人群多存在正气不足、机体抗病能力低下的共同特性,又因其基础疾病合并有痰湿、血瘀、阴虚燥热(如糖尿病患者)等不利因素,发生肺炎时外邪易与这些体内的病理因素相互作用而加强对机体正常气血津液的损耗,导致病情严重。所以这部分人群的养生保健措施应相对强化,并根据不同的中医病机特点进行调护。

一、一般情况下的养生保健

1. 发病前预防

(1) 起居养护

受寒是临床最常见的引起肺炎的诱因,因此防寒保暖、避免着凉是预防肺炎最基本的防护措施。防寒保暖的具体措施可参见感冒一章。

疲劳则是另一大诱因,中医学观点认为"劳则气耗",即过度的疲劳往往导致人体正气的损耗,使抗病能力下降,对外界邪气的防御能力下降,因而易罹患肺炎。由于现代社会节奏加快,工作强度高,压力大,经常需要连续工作、加班、熬夜,受身心两方面的重压,如不及时调整往往使机体状态明显下降,在遇有外邪侵袭的情况下容易发生肺炎。

而过于安逸,不运动,或是长期的脑力劳动、伏案工作,不接触户外自然环境也容易罹患肺炎。中医学认为,人体内部的气血应保持不断流通运转的状态,这样才能及时有效清除体内代谢产生的废物;而人体与外界环境也是互相交通的,外界自然新鲜的空气是机体正气的重要来源。大部分白领人士长期工作在密闭的空调环境中,一方面体内正气的来源不足,抗病能力下降;另一方面气血运行减缓,易在肺部产生痰湿的积聚,这样较易患肺炎。所以,合理安排作息、劳逸结合、适量户外锻炼是预防保健的关键。

(2) 食疗养生

注意日常饮食营养充分均衡是预防肺炎的一般原则。而中医学认为四季有不同的气候特点和致病特点,个体间又存在体质差异,所以中医学食疗养生时强调根据不同的季节和个体状态进行调养,即遵循"因时制宜"、"因人制宜"的原则。

1) 春季　春季的气候特点是春暖花开,万物复苏。中医学认为春季为风邪较盛的时节,故其致病特点是容易感受外风。

从现代医学的角度来看,春季气温回暖,有利于病毒、细菌等病原微生物的繁殖,因此是肺炎的好发季节。故平时饮食应选择具有健脾补气作用而能固护人体肌表,提高抵抗力的食物,如大枣、山药、小米、莲子等煮粥或与其他食物配合烹调。特别推荐春季多食韭菜、蒜、洋葱、胡椒等辛味食物,可提高人体正气,促进气血流畅,抵御外邪侵犯。这些食物也适合于体质虚弱(气虚)患者的保健。

2) 夏季 夏季主要气候特点是炎热湿闷,最易招致暑邪热毒和湿气的侵犯。食疗以清暑利湿为主要原则,如番茄、黄瓜、苦瓜、冬瓜、莲藕、丝瓜、芡实、薏米、木瓜、绿豆、荷叶等都具有这种功效,也适用于体内痰湿较重的人群。夏季饮食宜清淡,但也应注意蛋白质的补充。中医学认为鸭肉性寒凉,是夏季食养的佳品,可与沙参、玉竹、地骨皮、砂仁等同煮食用。

3) 秋季 秋季气候转凉且变得干燥,所以人体易受燥邪、凉邪的侵犯,而这两种邪气又是最容易损伤肺脏的,尤其是燥邪。中医学认为肺脏十分娇嫩,喜欢湿润的环境,而受燥邪侵犯后肺脏变得"干燥",影响其正常的津液输布和防御功能,因而容易罹患肺炎。秋季食疗宜甘润,如荸荠、甘蔗、萝卜、银耳、梨、蜂蜜、白果、百合、杏仁、枸杞等泡饮、熬汤、煮粥、配菜均可润肺补肺。也可将雪梨去皮切成小块,加适量清水和蜂蜜,文火慢熬成膏状,制成雪梨膏,是润肺佳品,且味甘而服用方便。阴虚燥热体质的患者也可经常服食这些食物。

4) 冬季 冬季天寒地冻,应多食具有御寒功效的食物。此外,中医学认为冬季是封藏的季节,故而是进补的最佳时令,所以冬季食疗还应选择具有温养和补肾填精作用的食物。肉类食品中首推羊肉,中医学认为其性味甘温,可以长养气血,温阳抗寒,是冬令时节的不二佳品,而且烹饪方法也很多,可根据喜好选择。其他如桂圆、黑芝麻、黑豆、板栗、核桃仁等均具有滋养精气的功效,尤其是黑色食品,其补肾作用更显著。肾虚、阳虚者也较适宜食用这些食品。

2. 发病后养护

（1）充分休息

肺炎发生后应及时治疗，积极配合医护人员的各项医疗护理措施。无论是门诊治疗还是住院治疗，都应放下所有的工作或家庭事务，保证充分的休息和睡眠，这是肺炎治疗的基础。因为前面已经提到过，疲劳是导致肺炎的很重要诱因，疲劳状态下机体抵抗力下降，无法防御病邪的侵袭，因此只有充分的休息才能使原本受损的抗病能力慢慢恢复，协助药物驱除病邪；若没有充分的休息，即使再有效的治疗也不能发挥相应的效果。有些患者平时公务繁忙，生病还在坚持工作，打电话，使用笔记本电脑，在病房交谈工作，甚至私自离开病房等，这样既不利于治疗和康复，也影响其他患者的休息，是非常不可取的。

治愈后可慢慢恢复适量运动，如散步、慢跑等。但应避免突然高强度的运动，使机体过度疲劳，导致病情反复。这一点相当重要，而往往被人忽视。早在几千年前的中医专著《伤寒论》中就有"差后劳复"这一章节，提醒人们在疾病恢复过程中切忌疲劳。

（2）饮食调养

生病治疗期间应多喝温水，每日最好 1 000～1 500 毫升。三餐定时，饮食清淡，忌过于肥腻和辛辣刺激的食品，同时也需注意保证一定量的蛋白质摄入。因为中医学认为饮食中的精华也是人体正气的重要来源，而药物服用后也有赖于人体的正气才能祛除病邪，所以应保证人体正气的生成来源不受影响。具体实施时可选择鸡蛋、牛奶、瘦肉等易于消化的蛋白质，而烹饪方式以蒸、煮、炖，或熬汤、熬粥等为宜，忌煎炒油炸。

中医传统养生中有"以脏补脏"的特色方法。肺炎康复过程中可食用猪肺汤以补肺脏，也可加入杏仁、川贝（适用于仍有少量咳嗽、咯痰余邪未清者）、党参、太子参（适用于病后体质虚弱者）等药材一同炖煮。需注意市场上买回的猪肺原材料清洗加工非常费时、费力,如清洗加工不得法,猪肺泡表面的残留物质没有洗干净,不仅影响口感,还可能导致某些不适。以下一些食疗方可酌情选用。

1) 贝母粥　川贝母粉 10 克,粳米 100 克,砂糖适量。先以粳米煮粥,待粥成,调入川贝粉 5～10 克,再煮沸即可,加砂糖适量调味食用。适用于咳嗽、痰黏、咯吐不畅者。

2) 竹沥粥　粳米 50 克,竹沥 100 毫升。先以粳米煮粥,待粥成,兑入竹沥 50～100 毫升,略煮即可。适用于咳嗽,喉中痰声辘辘而不能咯出或咯吐异常费力者。

3) 银杏石韦炖冰糖　白果仁(银杏)20 粒,石韦 30 克,冰糖 15 克。白果仁捣碎,与石韦同放入砂锅内加水 500 毫升,煮至水减半,去渣,入冰糖烊化,饮汁。适用于咳嗽、气促者。

4) 山药粥　干山药 50 克(或鲜山药 100 克),粳米 100 克。山药、粳米同煮,粥成,食用。适用于肺炎气虚乏力、纳差者。

5) 金荞麦瘦肉汤　瘦肉 200 克,金荞麦 30 克,生姜 2 片。瘦肉、金荞麦、生姜同放入炖盅内,加清水适量,隔水慢炖 2 小时,食肉饮汤。适用于肺炎发热、咳嗽、痰多色黄者。

6) 无花果汁　无花果 3～5 个。无花果加清水、冰糖共煮,饮汁,频服。适用于肺炎伴口咽、鼻腔干燥者。

(3) 药物调养

肺炎一般经治疗后可痊愈,不遗有后遗症。但临床上还是有一部分患者,虽然发热、咳嗽、咯痰、胸痛等主要症状基本缓解,胸部影像学上也提示炎症渗出病灶正在吸收,但总有轻微的咳嗽、咯痰(量不多,色白或透明)迁延不能彻底消除,或觉胸闷、自觉发热(测体温却正常)、汗出较多、咽燥、咽痒、神疲、气短、乏力、胃口不如以前等一系列不适表现。这部分患者需要一些适当药物调养以善后。

1) 蜜炼川贝枇杷膏、急支糖浆、杏苏止咳颗粒等　适用于仍有咳嗽、咯痰余邪不清者。也可选用验方鱼腥草 30 克,蒲公

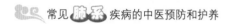

英 30 克,水煎代茶,频饮。

2) 百合固金丸、生脉饮口服液、金银花露等　适用于自觉发热、盗汗以及咽干、咽痒的患者。也可选用验方鲜芦根、白茅根各 30 克,水煎代茶,频饮。或甘草 9 克,连翘 15 克,黄芩 12 克,水煎代茶,频饮。

3) 正柴胡冲剂(颗粒)、小柴胡冲剂等　适用于仍有咳嗽、胸闷不适者。

4) 黄芪颗粒、四君子合剂、归脾丸等　适用于体质偏弱,病后觉精神差、易疲劳、食欲不佳、总觉得没有完全康复的患者。

二、复杂情况下的养生保健

复杂情况是指有基础疾病(如慢性支气管炎、肺气肿、支气管扩张、下肢骨折、脑卒中后遗症长期卧床、糖尿病等)的患者和宿主免疫功能低下的患者。这部分人群一方面抵抗力弱,另一方面长期卧床或虚弱不能有效咯痰,容易发生坠积性肺炎(即痰液不易清除,坠积在肺部低处引起细菌繁殖所致的肺炎)和吸入性肺炎(即由于体位和吞咽功能异常使胃或口咽部带菌的分泌物吸入肺部产生的肺炎)。这些都是肺炎的高危人群,而对治疗的反应又相对较不敏感,预后也相对较差。故而在养生调护上除遵循上述原则和方法,还有一些特殊的、强化的措施。

1. 发病前预防

(1) 积极治疗原发病

所谓这些人群是肺炎高危人群,一方面是因为其自身免疫力低下,抗病能力较弱,容易感染;另一方面肺炎往往是这些基础疾病没有及时、有效治疗的一个继发疾病。如肺部慢性病患者痰量较多,易致细菌繁殖;下肢骨折、脑卒中后遗症患者长期卧床,咯吐痰液排出不畅易发生坠积性肺炎,脑卒中患者或是其他一些疾病导致的吞咽困难患者容易将口中的食物、饮料或胃中反流液体误吸入肺部,将病菌带入肺部引起吸入性肺炎。所以积极治疗这些基础疾病是预防肺炎最重要的手段。

　　下肢骨折的患者应尽量争取手术固定,以便早期下床活动;脑卒中患者,只要生命体征稳定,目前也主张进行早期的康复锻炼。这样比较积极的治疗不仅有利于骨折和中风的康复,尽可能多地保存肢体活动能力,还能最大限度地避免坠积性肺炎的发生。脑卒中后遗症有吞咽困难的情况,尤其是已发生过吸入性肺炎的患者,应留置胃管予以鼻饲喂养为宜,避免吸入性肺炎。当然留置胃管也不是就能完全避免误吸,如护理不当也会造成胃内容物反流。所以鼻饲流质患者每次注入的量不宜太多,间隔时间不宜太短,初始每次50～100毫升即可,每隔2～4小时注入1次,待适应后再慢慢加量。喂食时应保持头部抬高30°的体位,注入流质后不宜马上平躺,这些都应注意。而肺部慢性病患者在稳定期也应坚持治疗,减少痰量,保持气道的通畅,减少细菌增殖的机会。糖尿病患者则应积极控制血糖,尽量将血糖水平控制在理想范围内,这样发生肺炎的风险大为减少。免疫功能低下患者如发生上呼吸道感染应高度重视,去正规医疗机构治疗,因为这部分人群发生上呼吸道感染后很容易侵入下呼吸道引起肺炎。

　　(2) 起居养护

　　这部分人群往往生活起居不能独立,需要家人或专门陪护人员照料,而由于其自身的疾病又不能很好地配合各种护理照料措施,容易发生摔跤、骨折、着凉、误吸胃内容物、营养不良、痰液咯吐不畅、便秘等情况而发生肺炎。

　　由于各种原因导致免疫功能低下的患者,应尽量避免出入人多嘈杂、空气流通差的场所,尤其在冬春感冒流行的季节。外出时应戴口罩(最好使用具有活性炭吸附功能的口罩,或多戴两层口罩)加强防护;居室内应定时开窗交换空气,保持流通,也可定期用食醋熏蒸或空气消毒剂杀菌。家人或周围朋友罹患感冒、气管炎或肺炎时应及时分开居住,避免交叉感染。

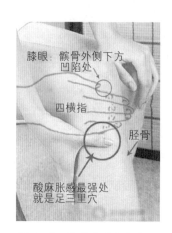

膝眼：髌骨外侧下方凹陷处

四横指

胫骨

酸麻胀感最强处就是足三里穴

图4-1　按摩常用穴位（三）

平时还应注意保持大便的通畅。肺和大肠在功能上是密切相关的，这是中医学的独特观点，大肠功能障碍往往会影响肺部的状态，经常便秘、大便不通畅容易引起有毒物质在肺部的积聚而发生肺炎。所以平时应增加蔬菜、水果等膳食纤维的摄入，卧床患者肠蠕动较正常人减弱，最好每日进行腹部按摩促进胃肠运动，也可按摩或灸足三里穴位。习惯性便秘者可给予口服润肠片或乳果糖制剂保持大便通畅（图4-1）。

（3）饮食调养

中医学认为，脾胃消化功能是人体的"后天之本"，是生成机体正气的重要来源，正气又是防病抗邪的主要力量。慢性肺病、中风后，或是其他各种慢性病后期体质虚弱的患者往往伴有食欲下降，咀嚼、吞咽、胃肠蠕动消化功能的障碍，或是靠胃管鼻饲喂养，大多存在营养不良，从中医观点来看就是产生正气的来源不足，抗病能力下降，容易导致肺炎。

对于这部分人群饮食调养相当重要，是预防肺炎的基础，要在正确选择合适的进食方式前提下增进患者的食欲，补充营养。对于咀嚼吞咽功能正常的人群，采取一般的进食方式即可，平时应注意多食用一些易消化、营养价值高的食物，如鸡肉、鸭肉、牛肉、鱼类、大豆等，还可配合一些补气健脾开胃的中药党参、黄芪、山药、白术、虫草、山楂、陈皮一起烹饪，如党参、黄芪炖鸡，虫草炖老鸭，山药炒肉片，陈皮牛肉等，既可增加食欲，又可补气扶正，增加机体抵抗力。而咀嚼吞咽功能障碍者，甚至完全丧失吞咽功能者，建议留置胃管鼻饲喂养。临床上有很多患者及其家属都有这么一种错误的观念,认为患者本身已非常虚弱,再留置胃管肯定损伤更大不能耐受,不到万不得已是不会同意实施的,坚持经口喂饲。这样往往连最低限度的能量需求都不能满足,甚至连每日必需的饮水量都不能保证,还谈何疗效呢? 其实现代胃管材质柔顺,操作又非常简单成熟,几乎没有什么危害,大多可以耐受。而留置胃管后的喂养也应注意营养充足均衡,有些患者家属或是照看人员图方便,只给予牛奶、米粉、藕粉等,营养成分比较单一,而应适当喂食一些肉汤以补充蛋白质和脂肪,还可购买配制好的要素饮食(按科学比例配制人体所需的必需营养物质)进行喂养。

(4) 辅助排痰

中风、骨折以及全身虚弱患者往往长期卧床,非常容易发生坠积性肺炎,其关键原因是长期保持一个体位,再加上咳嗽能力减弱,痰液排除不畅而容易在肺的最低处聚集,而痰液又是病菌很好的营养来源,这样病菌就很容易繁殖而发生肺炎。这些患者应经常翻身,不应长期平躺,或保持一个体位,每2~4小时应更换一下卧位;痰多患者应鼓励其自己咯痰,并经常给予拍背帮助排痰。拍背时手掌保持伏腕状,从胸部低处向高处稍稍用力叩击。

(5) 户外活动

建议"能动则动",进行适量的活动,如经常到户外走动则更好,因为前面已经提及户外新鲜的空气是人体内正气的重要来源。临床上经常碰到一些患者原本体质还不算很差,但是害怕接触外界环境,总是关在室内,觉得这样安全,结果体质反而下降得更快、更明显,更容易患病。其实身体较弱的患者应该鼓励参加户外活动,关键是把握好度,循序渐进,先可以在家中阳台或院子中活动,适应了再慢慢过渡到完全户外的环境;另外还应做好相应的防范措施,如防着凉、防跌倒,遇有恶劣气候则避免外出等。

对于一些体质较弱但活动尚未受明显限制的人群,宜参加力所能及的家务劳动,或每日适当步行等。也可在专业人员的指导下进行合适的功法锻炼,如八段锦、六字诀、回春功(源自《中国古代道家养性延命录》,其中一部分内容名"吐故纳新",对肺部养生的针对性较强)等。对于活动明显受限制的患者,应鼓励其在床上做适当的活动,如伸展肢体、深呼吸等锻炼,如能坐起则更好,可进一步训练其在床边有看护的情况下适当活动。将患者扶上手推车至户外接触新鲜空气、晒晒太阳对防止机体抵抗力的严重衰退也是非常有用的。而对于那些完全卧床、丧失基本活动能力的患者,则可采取被动活动如翻身、活动肢体、拍背等,尽量避免肌肉萎缩和痰液在肺部坠积。

(6) 药物调养

1) 提高抗病能力　中医学观点认为,机体正气充足则不易为外邪所侵犯而可常葆健康(正气内存,邪不可干)。所以对于那些年高体弱、伴有基础疾病或免疫缺陷的人群来说,扶助正气,提高机体防御功能是预防肺炎发生的重要原则。可经常服用玉屏风一类的制剂(现多为颗粒剂和口服液)来预防,该药物来源于中医古方玉屏风散,具有扶正益气固表的功效,是中医临床用于体质虚弱、容易招受外邪侵犯者预防的经典方剂,疗效明确,适用范围较广,可以作为这部分人群的基本预防药物。还可用单味黄芪、党参、太子参等煎汤饮用,也有扶正抗邪的功效。如在此基础上还出现腰酸膝软、畏寒怕冷等现象,则是肾虚、阳虚的表现,可选用金匮肾气丸或右归丸来补肾温阳,提升正气。如程度严重者,还可求助于冬令膏方调补。市售有十全大补膏、洞天长寿膏等,但最好还是请专业中医师根据临床辨证来开具处方,这样效果更佳。补益正气是中医较有特色也是临床效果明确的方法,对这些人群有良好的、明确的预防作用。

另外,也可接受肺炎疫苗注射,定期注射卡介苗多糖核酸、核酪注射液、胸腺素制剂来提高机体免疫力。

2）清除体内邪毒 这些患者因疾病关系,体内通常有痰湿、燥热、血瘀等邪毒滞留,易与外邪纠结而发生肺炎,而清除这些邪毒对预防肺炎也是大有裨益的。如痰多色白或透明者,可服用民间传统的梨膏糖,也可选用复方甘草合剂、十味龙胆花颗粒、金荞麦片、橘红丸等中成药,还可自制百花膏服用。用百合、款冬花各等分,水煎去渣,加蜂蜜熬成膏状,每日服用2～3次。如痰黄黏稠者,可用清气化痰丸清除痰热。如自觉烦热、口干咽燥、干咳喉痒、舌红少津者,可用北沙参、麦冬、玉竹等煎汤代茶饮用,养阴润肺。如有胸闷、唇绀、舌暗者,可用复方丹参片、丹参滴丸、四物合剂等活血和血。

2. 发病后养护

该类患者罹患肺炎一般情况都较为严重并需住院治疗,有的还需在重症监护病房加强照看,而且疗程较长,又容易产生各种并发症。在住院期间应以治疗为主,积极配合医师各项措施,在医师的指导下进行照料,而不宜喧宾夺主,教条地实施某些平时的养护措施,干扰治疗。另外,患者应以积极的心态面对疾病,以坚定的信念战胜疾病,不能因病重而产生消极的情绪,不利于治疗和恢复。家属和陪护人员也应积极鼓励患者,增强其生存的欲望和战胜疾病的信心。

病情缓解进入康复阶段后,由于这些患者本身的基础体质较差,因而痊愈康复的过程较一般人缓慢。在此过程中,应根据上述养生原则和方法照料患者的日常起居。但应注意,所采取的措施应慢慢地逐步地完善。因为患者刚从一次打击中恢复,机体状态还未调整至日常状态,饮食、活动等不宜一下恢复到平时的习惯。如饮食可以慢慢加量,一开始以流质、半流质为主,逐步过渡到正常饮食,营养成分以淀粉为主,逐渐增加蛋白质、脂肪等成分。而下床、户外活动和运动锻炼也不宜过早地恢复。此外,这部分患者在疾病后可能机体状态会进一步恶化衰弱,还需要后续的调养。如羸弱、语声低微、自汗怕风、胃口差、面色白或姜黄等,可服用山参。一般一支 6 克左右的山参可分 3 次服用,每周 1 次,隔水炖后服用。也可购买山参粉,每周 2～3 克,分次吞服。如在此基础上还有气短气促、轻微活动(如穿衣、说话)后更加明显、畏寒怕冷、腰膝酸软者,可服用红参、蛤蚧、海马、冬虫夏草等温阳补肾纳气。还有一类患者表现为面红升火、潮热盗汗、口干咽燥、心烦、睡眠差,可服用枫斗,每次 3～6 克,煎汤服用。

还有些情况较为复杂,不仅有衰弱的表现,还伴有咳嗽、喘促、咯痰、胸闷、腹胀等,中医学认为此为虚实夹杂,即人体的正气、抗病能力已经很微弱了,而体外和体内的各种邪毒物质又不可能彻底清除的一种状态。这是比较复杂和棘手的情况,需较全面的、针对性较强的治疗,不推荐患者或家属自行选用非处方药物或补品调养,应请有经验的专业中医师来选方用药。

第五章
肺 脓 肿

✚【疾病概况】

肺脓肿是细菌感染肺部产生肺实质坏死的一种疾病。其实质是在细菌性肺炎的基础上发生肺组织化脓、坏死,坏死的肺组织通常液化,随着坏死范围的扩大多累及破坏邻近的支气管,使得坏死区与受破坏的支气管相同,坏死组织从中排出,从而在正常的肺组织中形成一个空洞。肺脓肿的发生需要两个必备条件:一是口腔或上呼吸道存在感染源,如牙龈脓肿、扁桃体炎、鼻窦炎等;另一是口咽部正常的保护机制受损,如疲劳、醉酒、呕吐、昏迷等使胃内容物反流、咳嗽反射减弱甚至消失。如此口腔或上呼吸道的病原菌即可顺利突破上呼吸道进入肺部,产生感染、炎症、坏死、液化的一系列病理过程。所以误吸口咽部内容物是最常见的致病途径。发病通常比较急骤,先表现为发热,体温大多高于 38.5℃,伴恶寒、寒战、咳嗽、咯痰,初起痰量不多,随后可咯吐大量脓腥臭痰,是本病的重要临床特征,提示厌氧菌感染。脓腐排出后体温多可下降。也有的患者可伴胸痛、气促、咯血等表现。随着抗生素的使用,本病的发病率已明显下降。

本病中医学称为"肺痈",好发于痰湿或痰热、湿热、阳盛体质的人群,其主要病因为感受风寒或风热等外邪,这些外邪侵袭肺部,影响肺脏正常清除废物、布散津液和调节气的流动功能,而使邪气与痰湿聚积。加之体质本为湿热,故易化生火热之毒,

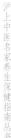
沪上中医名家养生保健指南丛书

熏灼损伤肺脏,化为脓腐。中医治疗主要根据其临床表现的特点分为初期、成痈期、溃脓期和恢复期,分别施以清肺解表、化瘀消痈、排脓解毒、养阴补肺(图5-1)。

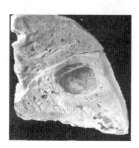 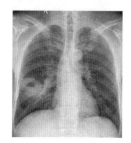

A. 大体标本　　　　　　B. X线检查

图 5-1　肺脓肿

【养生指导】

一、发病前预防

1. 重视发病高危因素

鼻腔、鼻窦、口咽与呼吸道相同,虽然在喉部有较为健全的机制保护下呼吸道不受侵犯,但在某些病理情况下,这些部位感染灶内的细菌也会侵入下呼吸道,产生肺脓肿。所以鼻窦炎、扁桃体炎、牙周炎、牙龈脓肿是肺脓肿发生的潜在人群。肺脓肿是在肺部细菌性感染的基础上发生的,但其致病菌毒力较强,炎症反应剧烈,因而出现组织坏死,形成空洞。故凡是肺炎患者都应视为本病的高危人群。相对应的预防措施为针对上述疾病积极处理原发病感染灶,阻断细菌侵犯肺脏,及时控制肺部感染,减轻炎症反应,防止组织坏死。

2. 戒除不良饮食嗜好

中医学认为,肺脓肿的发生除了外邪侵袭这一重要的病因外,还有一定的内在基础,多见于素体痰湿或痰热较重的人群,如经常有口苦、黏腻感,痰多或咯痰不畅,大便秽臭而排便不畅,舌苔较腻等表现。而吸烟、嗜食酒酪、辛辣、高脂以及煎炸食品,中医学称为的"肥甘炙炸"、"膏粱厚味"最容易产生痰湿之邪。痰湿在体内不易被清除,很容易聚集,遇有外邪侵袭则互相纠结变化产生火热之毒。肺脏在中医理论中称为"娇脏",又称为"贮痰之器",所以最易受痰湿火热之邪毒的损伤。故而平时应戒烟,适量饮酒,不要酗酒(酗酒的危害远不止产生湿热这么简单),注意脂肪、蛋白质类食物与蔬菜水果等维生素、纤维素含量较高的食物搭配。尽量采用科学健康的烹饪方式,少食油炸烟熏食品。

3. 做好口腔和鼻腔卫生

分析比较肺脓肿内的细菌谱,发现其与口咽部定植的细菌谱非常接近,因此口咽部细菌是造成肺脓肿细菌感染的重要来源。所以口腔卫生保持不理想,较容易产生病菌。如果还患有一些口腔疾病,如牙周炎、牙周脓肿、牙龈炎等经常出现牙龈红肿、出血、溢脓等情况,则细菌的繁殖更严重,罹患肺脓肿的风险也增高。因此,做好口腔保健,积极治疗牙周疾病对肺脓肿的预防有重要意义。应养成良好的口腔卫生习惯,每日晨起及入睡前刷牙,三餐后应漱口,或用牙线清除牙缝中的食物残渣,也可用专门的漱口液进行口腔保洁。对有牙周疾病的人群,应积极正规治疗,减少口腔细菌繁殖,平时更应注意口腔卫生,推荐用中药银花、连翘、薄荷、黄芩、野菊花、蒲公英适量(10～15 克)煎汤代漱口液,于刷牙后或餐后漱口,有抑菌消毒、清解口腔的作用。瘫痪、长期卧床、生活不能自理的患者,应每日为其进行口腔清洁,如可用专门的口腔清洁消毒液浸湿棉球,用镊子夹持擦拭牙冠、牙龈、口腔前庭、上颚等部位,每日至少 2 次。

经常患鼻炎、鼻窦炎者,平时因鼻塞、流涕等易导致鼻腔或鼻窦阻塞,分泌物不能有效清除,从而为滋生病菌提供良好的条件,也是罹患肺脓肿的一个潜在危险因素。对于有这种情况的人群,可以练习涅涕功,以帮助清理鼻腔分泌物。涅涕功的具体方法如下。

清水 500 毫升加入半勺食盐,盛入清洁的茶壶中。左手持茶壶,头倾向右侧,用壶嘴对准左鼻孔,将壶中盐水注入,使水从左鼻孔流入,而从右鼻孔流出。保持水流约 20 秒。操作过程中应始终张嘴,用口呼吸。完成后将壶拿开,适度用力经鼻呼气,以清洁鼻孔。如法再清洗右侧鼻孔。清洗后腰向前弯,使头朝下,保持 30 秒,用力呼吸 5 次。将鼻腔内的水引流干净。然后恢复直立,用手指封住一侧鼻孔,通过另一侧鼻孔用力快速呼吸 30 次,去除鼻孔内残余水气。注意最初练习时,有些人可能会出现眼睛微红、鼻腔烧灼感,几次之后就会消除。水只应经过鼻子,如果水进入口腔、喉咙,说明头侧倾的位置不对,应调整。在鼻出血的情况下勿练习此法。

4. 防止反流误吸

胃内容物反流至口咽部以及口咽部本身积存的分泌物误吸,是细菌入侵肺部的最主要的途径。一般正常人吞咽功能良好,咳嗽反射健全,是保证细菌不进入下呼吸道的重要防御机制,不容易发生下呼吸道的感染。而脑血管意外、咽喉食管手术后以及一些全身状况较差、非常虚弱的患者是误吸的高发人群,应加强防误吸的措施,具体方法可参照肺炎一章。

并非平时吞咽、咳嗽反射正常的人就不会发生误吸,在某些情况下也可能发生,最常见的就是前文提到过的酗酒。酗酒后神志不清,身体的各项反射也处于暂时抑制的状态,而又因酒精刺激胃黏膜出现大量呕吐,这样误吸的风险大为增加。所以饮酒一定要适量,千万不能酗酒。其他还可见于癫痫大发作,以及各种严重疾病出现昏迷时。如出现这种情况,一方面应及时呼救送治,另一方面家属或其他在场人员应及时将患者侧卧,或侧歪头部,使反流物流出口腔而不反流回呼吸道。

二、发病后养护

1. 液体和营养支持

肺脓肿患者在急性期多呈高分解代谢状态,即人体的消耗较大。由于高热、炎症渗出以及组织破坏,体液的丢失较多,蛋白质的分解增强;而后期组织修复过程中对蛋白的需要量也较大。所以应注意水分、电解质和蛋白质的供给。一般高热患者每日需液体量 3 000～5 000 毫升,治疗期间一部分可从静脉内直接输入。此外,每日至少保证消化道摄入液体 2 000～3 000毫升。由于高热时出汗较多以及食欲下降等因素可造成电解质失衡,故补充水分的同时还应同时补充电解质,饮用果汁或食用水分较多的水果,也可用中医古方五汁饮(参见"气胸"一章)补养津液,易被患者接受,更适宜于那些食欲下降、口淡无味的患者。如果是糖尿病患者,则不宜多食水果和果汁。饮食中应加强营养支持,给予充足的优质蛋白质,但应注意选择易消化的食物和烹饪方式,以鸡蛋、牛奶、瘦肉为宜。

2. 辅助排痰

痰液引流是肺脓肿治疗中的重要措施,临床常用的具有化痰作用的中西药物主要是通过裂解痰液中的黏性物质或是稀释痰液使其易于排出,而最终的排出需要依靠纤毛运动和咳嗽反射。肺脓肿区别于肺炎等感染性疾病之处是其有肺组织的破坏,破坏后可形成空洞,像一个囊袋,在正常体位下(如坐位、立位)由于痰液受重力影响坠积在空洞底部不易排出。此时可采取一些特殊体位,促使痰液引流排出。脓肿位于上肺的患者,采用半卧位约 45°,臀腰后垫枕头,身体偏向健侧 60°,患侧下肢弯曲松弛腹肌。脓肿位于右下肺的患者,取头低脚高位约 30°,胸腹向左侧旋转 60°,颈下垫枕头,腰后垫被子固定,患侧下肢弯曲。脓肿位于左下肺的患者,取头低脚高位约 30°,俯卧位,双手垫于额下,髋部予以约束带固定,腹下垫软枕,下肢伸直。体位引流时,配合拍背效果更理想。但是对于一些体质较为虚弱或是肢体偏瘫功能障碍的患者来说,要实施上述体位引流,不能很好配合,甚至存在摔伤的风险,不宜采用。此时,还是尽量鼓励患者咳嗽排痰,勤翻身拍背,再配合雾化、振动排痰(具体方法详见"支气管扩张症"篇)。

3. 食疗养生方

患病期间可配合一些具有清热解毒、化痰排脓、养阴生津功效的药物和食物制成饮品或膳食,以养生祛病,忌食温热、辛辣、酒酪、腥臭的食物。

(1) 银花芦根饮

金银花、鲜芦根各 50 克,薄荷、冰糖适量。将金银花、芦根加水 500 毫升煮沸后,加入薄荷再次煮沸即可。应用时可加入适量冰糖。功能清肺除热,适用于肺脓肿发热者。

(2) 桑叶枇杷煎

桑叶、枇杷叶、野菊花各 15 克。将 3 味药切成粗末,用纱布包裹扎紧,加水适量,煎煮 20 分钟后服用。功能清肺化痰止咳,适用于肺脓肿发热、咳嗽、痰多者。

(3) 杏仁桃仁粥

杏仁、桃仁各 15 克,粳米 150 克。先用清水将杏仁、桃仁浸软,去外衣,研成泥,与粳米一同煮粥食用。功能化痰排痈,适用于肺脓肿痰多、脓浊、味腥臭者。

(4) 白玉瓜仁煲

嫩豆腐 500 克,冬瓜子 30 克。将豆腐切成小块,与冬瓜子放入砂锅煲内,加水适量炖 1 小时,加盐调味。食豆腐,饮汤。功能化痰排脓,适用于肺脓肿痰多、色白、质黏稠者。

(5) 四白饮

甘蔗、雪梨、藕、荸荠各 250 克。以上四物榨汁混合频饮。功能养阴生津,适用于肺脓肿后期、津液耗伤、体温不高、口渴咽干心烦者。

4. 中药调养

中医学认为,肺脓肿在发病过程中主要与痰、热有关,而痰热又容易消耗人体的津液而出现津液耗伤表现,如口渴、口苦、咽干、便秘等。因此,发病后的中药调养主要是清热解毒,化痰排脓,养阴生津。

本病初期咯痰尚不多,且咯吐不爽,色黄,属于热痰,可用金荞麦根、婆婆针、鱼腥草适量(15～30克)煎汤饮用,帮助清热化痰。也可选用金荞麦片、川贝枇杷露等中成药服用。随着疾病的演进,常痰量增多,咯出大量的脓性臭痰,此时可用桔梗(6克)、鸭跖草(30克)煎汤饮用,以化痰排脓。需要注意的是,桔梗可产生恶心、呕吐的不良反应,用量不宜过高。此时也可用芦根、冬瓜子、薏苡仁、桃仁煎汤服用,这是一张中医治疗肺痈咯吐脓痰的经典处方《千金》苇茎汤。

疾病过程中有的患者口苦、咽干、口渴表现突出,为肺胃津液不足,可用南沙参、麦冬、生地、玉竹适量(9～15克)煎汤饮用。如以大便秘结为主要不适,可用玄参、麦冬、生地适量(9～15克)煎汤饮用。此时通常有高热、脓痰等表现,是体内火毒邪气太盛耗伤津液之故,所以还可配合芦根、金银花、野菊花、蒲公英、莲心、天花粉等清退余邪。

通常随着大量脓痰的排出以及治疗药物的起效,体温多可逐步下降而慢慢痊愈。但在恢复过程中往往还有一些不适的表现,中医学认为这是余邪未清、气血耗伤、津液不复的表现。如以低热、自汗、虚烦、失眠为主,可用竹叶石膏汤(竹叶、石膏、党参或太子参、麦冬、半夏各9～15克)煎服。如以干咳、咽痒咽干、手足心热为主要表现,可用麦门冬汤(麦门冬、半夏、人参、甘草、大枣各9～15克)煎服。如以短气、疲乏、胃口不佳、食欲不振为主要表现,可用单味党参、太子参、西洋参隔水炖后服用;也可选用生脉饮、四君子合剂、补中益气合剂等中成药健脾开胃,益气复原。

沪上中医名家养生保健指南丛书

第六章
支气管扩张症

✚ 【疾病概况】

支气管扩张症(简称支扩)是反复发生支气管炎症使支气管壁结构破坏,引起支气管异常和持久性扩张。在反复呼吸道感染和支气管阻塞的情况下容易发生,两者又互为因果,互相加重,形成恶性循环,使病变处的支气管遭到破坏,尤其是平滑肌和弹力纤维(是气道重要的支撑结构),在咳嗽、吸气时气道管腔压力增高而逐渐将气管撑大形成支气管扩张。而先天性发育缺损及遗传因素引起的支气管扩张较少见,另有约30%支气管扩张患者病因未明。支气管扩张最容易发生的部位是左肺下叶的支气管,这是由解剖特点所决定的。左下叶支气管较细长而陡直,又受心脏血管的压迫,影响痰液的引流,容易发生反复感染。临床主要表现为慢性咳嗽、咯痰和(或)反复咯血。痰量一般较多,质黏稠,合并感染时可变为黄脓痰,如气味腥臭提示有厌氧菌感染,呈绿色则提示可能是铜绿假单胞菌(绿脓杆菌)感染。但也有患者痰量很少甚至无痰,以咯血为主要表现,原因是病变位于肺的上部,引流较通畅,不易产生痰液,临床上称为干性支气管扩张。支气管扩张患者最容易出现咯血,这是因为扩张、变形的支气管壁细菌容易定植和繁殖,细菌破坏了支气管壁的毛细血管,就会出现咯血,一般多见痰中带有血丝。如果支气管动脉和肺动脉的终末支扩张和吻合,形成血管瘤,就可出现反复大量的咯血。肺部高分辨 CT(HRCT)是支气管扩张的主要诊断方法。CT 检查可显示管壁增厚的柱状扩张,或成串成簇的囊样改变。根据不同的影像学特征,可分为柱状、囊状和静脉曲张型支气管扩张。也可根据患者痰液的多少,分为干性支气管扩张和湿性支气管扩张;还可根据感染的病原微生物来分,分为结核性支气管扩张和细菌性支气管扩张,结核性支气管扩张是因为结核纤维组织增生和收缩牵引所致,好发部位多在上部,如果是细菌性支气管扩张就多在左肺下叶的支气管。支气管扩张反复发作或不及时治疗会造成许多严重危害,如慢性呼吸衰竭和慢性肺源性心脏病、肺脓肿、邻近或远隔器官脓肿(如胸膜炎、脓胸、心包炎、脑内转移性脓肿),短期内大咯血患者,可合并失血性休克或发生窒息。在引起支气管扩张反复感染的病原微生物中,铜绿假单胞菌是一种十分可怕的细菌。其产生主要是长期、反复使用抗生素,一些容易杀灭的细菌被清除,而铜绿假单胞菌自身有许多逃避抗生素杀灭的办法因而存活下来,成为支气管扩张患者最顽固细菌。

治疗上主要以支气管扩张剂、化痰药为主,如果出现咳嗽、咯黄脓痰时,提示肺部病变处存在感染,须使用抗生素,但不提倡长期使用。咯血时配合止血药治疗。支气管扩张本身为不可逆性病理变化,预后的好坏取决于病变的范围和有无并发症。病变范围局限者,积极治疗很少对生活质量和寿命产生影响;若病变范围广泛、反复感染,或反复大咯血者,则预后很差。

【养生指导】

一 稳定期保养

一般支气管扩张患者经治疗后,咳嗽、咯痰等症状明显缓解,但仍有症状而在一段时间内保持稳定,没有很大的波动,不咯血或间断出现痰中带血、咯血量很少,称为缓解期。此时的养护应注意保暖,避免受凉感冒;戒烟,避免接触烟雾及刺激性气体;忌饮酒、辛辣刺激和温热性食物,如辣椒、胡椒、花椒、羊肉、狗肉、牛肉、公鸡肉、荔枝等。这些食物均有活血、刺激黏膜充血、扩张血管的作用,诱发或加剧出血。而且火性助热,可使痰热更加明显。应多食蛋、肉、鱼、奶和新鲜蔬菜、瓜果类食物。

最重要的保养方法是体位引流,可以排除积痰,减少继发感染,减轻全身中毒症状,有时较抗生素治疗还要重要,临床上有"多吐一口痰,少用一支抗生素"的说法。体位引流民间俗称"倒痰盂"。应用原则是使病肺处于高位,其引流的支气管开口向下可促使痰液顺体位引流至气管而咳出。具体可根据病变部位采用不同体位(表5-1)引流,每日2~4次,每次15~30分钟。引流前可进行雾化,以稀释痰液,提高效果。引流时,间歇做深呼吸后用力咯痰,同时用手轻拍患部,以提高引流效果。在引流痰量较多的病例,应注意将痰液逐渐咯出,防止发生痰量过多涌出致窒息。如病变部位较多,则应从最严重的部位开始,逐一进行。需注意,对一些老年体弱以及心肺功能很差的患者,采用某些体位时,如头低脚高或倾斜程度较大时,可加重心肺负担,应慎重,不必勉强。

表5-1　支气管扩张的部位和引流体位

部位		体位
肺叶	肺段	
右肺上叶	尖段	坐位
	后段	左侧俯卧位,右前胸与床面成45°
	前段	仰卧位,右背垫高30°
左肺上叶	尖段和后端	坐位,上身向前、向右倾斜
	前段	仰卧位,左背垫高30°
	舌段	仰卧位,左背垫高45°,将床脚略抬高
右肺中叶		仰卧位,右背垫高45°,将床脚略抬高

续　表

部位		体位
肺叶	肺段	
两肺下叶	背段	俯卧,腹部垫高,或将床脚抬高,也可采用膝胸位
	前基底段	仰卧位,臀部垫高,或将床脚抬高
	外侧基底段	健侧卧位,将腰部垫高,或将床脚抬高
	后基底段	俯卧,腹部垫高,或将床脚抬高,也可采用膝胸位
	内侧基底段	斜仰卧位,背部与床面成30°,抬高床脚

二、发病后养护

中医学将本病归属于"咳嗽"、"肺痈"、"咳血"等范畴。认为感受外邪、饮食失节、情志不遂、劳倦过度、正气亏损等均可导致本病。本病的根本病机为火热熏灼肺络,受损肺络难以复原,故潜伏病机始终存在。一般肺热壅盛、肝火犯肺等证候以邪实为主,在初、中期治疗及时,调理得当,病情得以控制者,预后较好。如反复发作或久治不愈,大量咯血,形成肺阴亏虚、阴虚火旺证候者预后较差。

1. 中医治疗支气管扩张咯血的宜忌

支气管扩张咯血由"肺热伤络"所致,因肺为娇脏又为脏腑之华盖,喜润恶燥,喜清恶浊,不耐寒热,故邪气犯肺,使肺失清肃而为咳,损伤脉络血溢脉外而为咯血。因此,总以清热养阴、凉血止血为要。中医治疗支气管扩张咯血有"用药三不宜"。一是祛邪不宜温宣:咯血为火热伤肺、肺失肃降之证,治之大法总以寒凉苦酸为宜。故附子、干姜、细辛、乌头、麻黄、桂枝等宣散辛温助火之品乃为支气管扩张咯血之用药禁忌。二是清热不宜活血:血不循经,咳血鲜红,多见于热伤阳络,外感热邪,阴虚内热,五志化火,久郁久瘀化热,热伤脉络,阳络伤则血外溢。临床气实者多、血虚者少,治宜清热泻火、凉血止血,可选丹皮、赤芍、三七等,使热去而血宁;而丹参、红花、桃仁及三棱、莪术、水蛭等活血力强,恐有动血之忧,切切慎之。三是治痰不宜敛痰:咯血往往随痰而出,痰与热交互,病势嚣张,除痰止咳,也即治血之法,化痰者以贝母、竹沥、海浮石、天竺黄、枇杷叶等使稠痰变稀而易于咯出,化痰是顺病势而为,"开门以揖盗"。切忌以粟壳、冬花、百部、马兜铃等镇咳敛肺,敛痰则湿痰胶固不去,痰热更不易去,敛痰乃逆病势而"闭门留寇"。

咯血验方:治疗支气管扩张咯血的验方有很多。如百合片,由百合2份、白及4份、南沙参1份、百部1份,按比例配合研粉装入胶囊,每次3~6粒,每日3次,3个月为1个疗程。再如止血片,由白及3份、阿胶1份、参三七1.5份、蒲黄1.5份,按比例配合研粉,另以鲜小蓟草3份取汁拌入,装入胶囊,每次3~6克吞服,每日3次。

2. 痰分多种,治疗各异

支气管扩张的本质为肺部慢性炎症,慢性炎症反复刺激支气管壁上的杯状细胞可不断分泌痰液,如没有急性感染的证据,只需服用化痰药如溴己新(必嗽平)、沐舒坦、吉诺通即可,如出现诸如发热、胸痛、咯痰色黄质黏量多,甚至痰血等急性感染证据,在化痰的同时还需使用抗生素。中医对痰的认识相当丰富,认为痰有寒痰、热痰、燥痰、湿痰、风痰之异。一般而言,支气管扩张的痰以热痰、燥痰、湿痰为主,应当分别予以清热化痰、养阴化痰和健脾化痰的药物。

3. 中成药治疗

许多行之有效的中成药可辨证使用。如痰热蕴肺者,表现为咳嗽气急、咯痰色黄或脓痰、咯血、胸痛胸闷、心烦口干、面红目赤、便秘尿赤、舌红苔黄、脉滑数,可选用二母宁嗽丸、贝羚胶囊、十味龙胆花和蛇胆川贝枇杷膏;如风热犯肺者,表现为咯血、咳嗽、胸闷、身热口渴、鼻燥咽干,或有恶寒发热、舌红苔薄黄、脉浮数,可选用止咳橘红丸。以上两种情况咯血明显者,都可加用云南白药;如气阴两虚者,表现为面色㿠白或颧红、气短乏力、干咳少痰、口干咽红、气短乏力、舌淡红少苔、脉细数无力,可选用养阴清肺膏。病情稳定者,可选用利肺片或金水宝。

4. 食疗养生方

(1)百合枇杷膏

新鲜百合 3 000 克,枇杷 1 000 克(去皮、核),蜂蜜 300 克。百合洗净与枇杷、蜂蜜同置锅内加水拌匀,用文火焖酥,然后用微火炒至不黏手为度,取出冷却。每日 2 次,每次 2 食匙,开水冲服。本方适用于支气管扩张咳嗽、咯血鲜红量不多、口干咽燥者。

(2)银耳鲜藕粥

银耳 50 克,鲜藕 500 克(去节),糯米 50 克。藕洗净后绞取其汁,银耳和糯米加水如常法煮粥,粥将稠时加入藕汁,至熟时加入冰糖适量。此方适用于支气管扩张咯血量少、干咳少痰者。

(3)猪肺薏米粥

猪肺 1 叶,薏米、粳米各 50 克,葱、姜、料酒适量。将猪肺洗净后切成细丝,与洗净的粳米及薏米一起放入锅中,然后加入适量的清水,将其煮成稀粥,熟时放葱、姜、料酒调味。可当早餐 1 次服下,每日服 1 剂,7 日为 1 个疗程。具有清肺化痰、扶正祛邪之功。

(4)西洋参燕窝粥

西洋参 3 克,燕窝 3 克,粳米 50 克,加适量水熬成粥,每日或隔日 1 次。

(5)川贝百合粥

川贝母 10 克,杏仁 10 克,百合 20 克,粳米 100 克,梨 3 个,蜂蜜适量。将贝母、杏仁及百合加水煎煮后取汁;梨捣烂后取汁;然后将贝母、杏仁、百合汁和梨汁放入锅中,与粳米一起煮粥,待粥将熟时,加入蜂蜜,再稍煮片刻即可。每日分早晚 2 次。

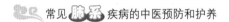

具有清肺化痰、益气生津、扶正强身的功效。

(6) 杏仁炖猪肺

杏仁 60 克,猪肺 1 叶,同煮至烂熟,加姜汁、食盐调味食用。适用于痰湿蕴肺型支气管扩张,表现为咳嗽反复发作、咳声重浊、痰多稠黏或成块,早晨咳甚,伴胸闷、胃部痞满、食少体倦。

(7) 川贝炖鸭梨

大鸭梨 1 个,洗净,不去皮,切成丁;将川贝 10 克,研细末放入梨丁中拌和,放蒸笼中蒸食。每日 1~2 次,连服 5~7 日。适用于咳嗽气急,痰多色黄黏稠,咯吐不利,或咯血痰,胸肋疼痛,口干或发热。

(8) 蜂蜜百合饮

百合 100 克,蜂蜜 35 克,白糖 50 克,糖桂花少许。先将百合剥开,去老瓣及根,然后同蜂蜜、白糖一起放入砂锅内,加清水一大碗,大火烧沸,加盖后转小火炖约 15 分钟,放入桂花,待凉食用。适用于肝火犯肺型支气管扩张,表现为喉痒咳嗽、痰中带血,或咯血无痰、胸肋胀满、身热烦躁、口干口苦。

5. 宜食食物

支气管扩张者,适宜服食凉性,具有清热、化痰、泻火、润肺、养阴功效的食品,如梨、罗汉果、柿、枇杷、无花果、荸荠、萝卜、薄荷、胖大海、蕺菜(又名鱼腥草)、海蜇、白菊花、金银花、百合、甘蔗、豆浆、蜂蜜、饴糖、白木耳、北沙参、海松子、花生、柑、橙、芹菜、茭白、蕹菜(空心菜)、青菜、山药、豆腐、丝瓜、菊花脑、菠菜、莴苣、茼蒿、枸杞头、马兰头、藕、地瓜、黄瓜、绿豆芽、田螺、螺蛳、香蕉、苦瓜、番茄、竹笋、瓠子(西葫芦)、菜瓜、海带等食品。

有些对支气管扩张具有食药兼备作用,具体如下。

柿霜:性凉,味甘,有很好的清热、润燥、化痰作用。《本草汇言》称:"柿霜,清上焦虚火之药也"。所以,病属痰热蕴肺或肺中燥热的支气管扩张患者,食之最为有益。

柿饼：能润肺止血，适宜支气管扩张咳血咯血者服食。《丹溪纂要》中介绍："治痰嗽带血：大柿饼，饭上蒸熟，批开，每日1枚，掺真青黛1钱，卧时食之，薄荷汤下"。

冬瓜：性凉，能消痰、清热、解毒。支气管扩张肺有痰热，咯吐黄脓稠痰者宜多食之。

冬瓜子：有镇咳祛痰作用，支气管扩张痰热咳嗽者，宜用冬瓜子仁15克，加冰糖适量捣烂研细，每日2次，开水冲服。

慈姑：苦甘，微寒。《滇南本草》中介绍"止咳嗽，痰中带血或咳血"，并介绍治肺虚咳血用生慈姑数枚，捣烂后同蜂蜜、米泔拌匀，饭上蒸熟，趁热服食的方法。

阿胶：能养阴补肺，止血止咳，适宜支气管扩张咯血者食用。可用阿胶30克，加水少许，于锅内炖化后，对入糯米汤内，每日2次分服。

紫菜：性寒，味甘咸，有清肺热、化脓痰的效果，故对支气管扩张咯吐黄脓痰者尤宜。可每日用紫菜泡汤，或当菜肴佐膳。

芦根：性寒，味甘，能清肺热。《医学衷中参西录》中介绍："其性凉能清肺热，中空能理肺气，而又味甘多液，更善滋养肺阴"。凡支气管扩张者适宜经常选用鲜芦根15～30克煎水代茶。

荷叶：有治咳血作用，适宜支气管扩张咳嗽咯血者煎水代茶饮。或用干荷叶研为末，每日3次，每次3～6克，米汤送服。

藕节：善能止血，支气管扩张咯血者，宜用藕节5～10个煎水喝。

竹笋：性凉，味甘，能清热，化痰。《随息居饮食谱》中介绍："笋，甘凉，降浊升清，开膈消痰"。对痰热蕴肺的支气管扩张者最为有益，故宜常食之。

绿豆：性凉味甘，有清热解毒作用。《本草汇言》中介绍"润燥热，解毒热"。对于痰热蕴肺或肺中燥热的支气管扩张咯吐脓痰或咯血者，食之最宜。

薏苡仁：性凉，味甘淡，能清热、补肺。《药性论》中介绍："主肺痿肺气，吐脓血"。《本草正》亦云："薏苡，味甘淡，气微凉……故亦治咳嗽唾脓"。故凡支气管扩张咯吐脓痰咯血而属于肺中痰热者，皆宜食之。

6. 忌食食物

狗肉：性温，有补中益气、温肾助阳的作用，对痰热蕴肺或肺有燥热的支气管扩张者来说，食之助热上火，故当忌之。

羊肉：温补性食物。《金匮要略》中强调："有宿热者不可食之"。支气管扩张者肺经多有伏火，痰热内蕴，故当忌之。

鸡肉：性温之物，能益气补虚，但凡实证或邪毒未清者不宜食，故内有宿热、痰热未清的慢性支气管扩张患者，当忌食。

龙眼肉：甘温，功在补气血、益心脾。支气管扩张者属肺有火热，故忌食。

荔枝：性温，味甘酸，多食易助热上火。李时珍认为："火患者尤忌之"。痰热蕴肺或肺有燥热的支气管扩张者，切忌食之。

杏、石榴、胡桃肉、小茴香、生姜、干姜、胡椒、肉桂、红参、芫荽等温性食药共用之品皆应禁用、慎用。白酒性温而燥烈，更应禁忌。此外，支气管扩张患者还应慎用慎服海马、海龙、公鸡、鹅肉、猪头肉、山楂、桃、樱桃、洋葱、香椿头、辣椒、花椒、茴香、丁香、荜拨、吴茱萸、砂仁、黄芪、冬虫夏草、紫河车、肉苁蓉、鹿肉、大蒜、韭菜、芥菜等。

7. 体针治疗

选孔最、膈俞、肺俞、三阴交为主穴。若痰湿盛者配膻中、丰隆；阴盛火旺者配太溪、劳宫；肝火犯肺者配太冲、阳陵泉；肺肾气虚者配脾俞、足三里。每日针 1 次，平补平泻，可留针 10～20 分钟。

8. 穴位敷贴

以肉桂 3 克，硫黄 18 克，冰片 9 克，大蒜头 1 个，共捣泥。取上药适量，制成直径 1.5 厘米左右的药饼 2 个。然后将足洗净拭干,敷于双侧涌泉穴。上盖塑料薄膜,用绷带固定,每日更换1次。咯血止则停止外敷,部分患者外敷后,穴位局部灼热、充血、起泡,一般无须特殊处理。水泡较大,可用注射器抽出液体,外擦亚甲蓝(龙胆紫)以防感染。对支气管扩张咯血有较好疗效(图6-1)。

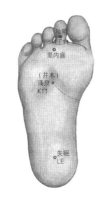

图6-1 脚底敷贴穴位

9. 穴位注射

选双侧孔最穴,用装5号针头的注射器抽取鱼腥草注射液2~4毫升快速垂直刺入穴位约0.5厘米,然后缓慢向深部刺入约1厘米,抽无回血,将药液注入。咯血期间每日3次,3日为1个疗程。咯血止后改为每日1次,剂量同上,双侧穴位注射或隔日交替注射巩固治疗2~3日。一般咯血期用阿托品及鱼腥草注射液,缓解期可用核酪,对支气管扩张咯血或减少其发作有较好疗效。

10. 呼吸锻炼

支气管扩张患者维持正常体力的方法是坚持体力活动,这对康复有重要的意义。此外,指导患者腹式呼吸、缩口呼吸(详见"肺气肿"和"慢性阻塞性肺病"篇)。

三、防治误区

误区1. 支气管扩张咯血应尽力屏住,防止出血太多

支气管扩张患者每每遇见咳嗽咯血总是比较紧张和恐惧的,担心出血过多,因此经常会屏住不使自己咳嗽,以为这样可以减轻出血,其实往往起不到止血的效果,反而会带来一些危害。因为血液中有丰富的营养,是细菌最好的营养来源,出血后不咯出来留在肺内成为细菌的养料,使细菌繁殖增快,加重感染。如咯血量较大而不及时咯出,会形成较大的血块,阻塞一侧

沪上中医名家养生保健指南丛书

支气管或气管导致窒息,危及生命。所以见咯血时应轻轻地、自然地咳出,也不必用力猛咳。

误区 2. 支气管扩张长期咳嗽、咯痰,因此要一直使用抗生素

支气管扩张为一慢性炎症疾病,所以才会长期咳嗽、咯痰。如果只是晨起咳嗽,咯痰色白、量不多,完全可以不用抗生素,服用一些化痰药即可。如果出现咳嗽频作、咯痰色黄质黏量多、痰中带血甚至咯血、胸痛、发热等急性感染的表现,需要短期内使用抗生素。

误区 3. 支气管扩张抗菌治疗效果不好时,可以轮换使用抗生素

支气管扩张抗菌治疗效果不好有很多种可能,如使用的剂量、疗程不足,或用药针对性不强,或细菌耐药,或全身营养状况差等,必须分析具体原因进行处理,不能盲目地轮换使用抗生素,最好能根据痰培养和药物敏感试验来选择抗生素。轮换使用抗生素的后果是细菌耐药更加严重,甚至发展到无药可用。

误区 4. 支气管扩张容易反复发作,可以多吃点人参以增强体质

人参为补气佳品,种类很多,性味各异。中医学认为,支气管扩张的病机总以痰热阴虚为主,所以在病情稳定阶段可以服用西洋参和白参,这两种参药性平和,可益气养阴、健脾益肺。而红参、高丽参因性味偏温不宜服用,以免有火上浇油、动血出血之虞。

第七章
肺　结　核

【疾病概况】

　　肺结核是由结核分枝杆菌经呼吸道传播引起的慢性传染病。结核分枝杆菌可以在人体的各个部位产生结核病灶,如淋巴结、骨关节、大脑、肝、肾、肺,以及胸膜、腹膜、脑膜、心包膜等,其中以肺部最容易发病,亦最为常见。我国有活动性肺结核患者 500 万例,其中传染性肺结核约 150 万例,每年约 13 万例死于结核病。结核病是严重危害人类健康的主要传染病。本病主要的传染源是长期排菌的开放性肺结核患者,通过咳嗽、喷嚏、大声说话、飞沫喷溅传播散布至空气中,健康人吸入可导致感染。另一感染途径是有人有随地吐痰的恶习,含有结核分枝杆菌的痰液干燥后病菌随扬尘播散至空气中成为重要的传染源。不论什么人都可能罹患肺结核,而婴幼儿、青少年以及老年人免疫力低下,更容易被传染。曾经得过肺结核病又合并有糖尿病、矽肺、百日咳、妊娠、过度劳累等情况则容易复发。患恶性肿瘤、器官移植后或是长期使用糖皮质激素(泼尼松、甲泼尼龙等)或免疫抑制剂的患者也是结核病的好发人群。但是,并不是每一个受感染的人都患病。一般地说,在第一次受感染的时候,都会有程度不一的反应,具有免疫力者不发展成肺结核,上面提及的一些人群免疫力低下,容易受结核分枝杆菌感染而发病。因此,人体感染结核分枝杆菌后是否发病和发病的程度主要取决于受感染人的抵抗力,也取决于结核分枝杆菌的数量和毒力,以及受感染的频率。

结核病分为原发型肺结核、血行播散型肺结核、继发型肺结核、结核性胸膜炎等不同类型,临床表现不尽相同。肺结核的主要表现为咳嗽、咯痰,咳嗽较轻,干咳或少量黏液痰,有空洞形成时痰量增多,合并其他细菌感染时痰可呈脓性,合并支气管结核时表现为刺激性咳嗽。咯血,多为少量咯血,少数为大咯血。结核累及胸膜时可表现为胸痛,随呼吸运动和咳嗽加重。全身症状表现为发热,多为长期午后潮热,即下午或傍晚体温开始升高,清晨降至正常。部分患者有倦怠乏力、盗汗、食欲减退和体重减轻等,育龄女性患者可以有月经不调。胸部 X 线检查,尤其是肺 CT 检查,痰涂片或培养找结核分枝杆菌检查,以及支气管镜检查、结核菌素试验等是诊断本病的重要辅助检查手段。但目前临床上很多肺结核患者,结核中毒症状不够典型,肺部影像学与其他肺部疾病难以鉴别,存在诊断困难问题,故可根据临床需要进行诊断性抗结核治疗。

1) 原发型肺结核 多见于少年儿童,无症状或症状轻微,原发病灶一般吸收较快,可不留任何痕迹。若 X 线胸片只有肺门淋巴结大,则诊断为胸内淋巴结结核。

2) 血行播散型肺结核 又名急性粟粒型肺结核,由病变中和淋巴结内的结核分枝杆菌侵入血管所致。起病急,持续高热,中毒症状严重,本病进展快,病情重可危及生命。

3) 继发型肺结核 含浸润性肺结核、纤维空洞性肺结核和干酪样肺炎等。临床以浸润性肺结核最为常见,是肺结核的主要临床类型,多发生于成人。有效合理的化疗可以治愈。

4) 结核性胸膜炎 以出现胸水,即胸腔积液为主要特征。

从 20 世纪 50 年代起,我国建立了从中央到基层的防治结核病的专门机构。抗结核病药物异烟肼等的出现,使结核病治愈率达到 95% 以上。但 20 世纪 80 年代中期以来,结核病疫情在全球出现明显回升,肺结核病卷土重来。其主要原因是耐药结核分枝杆菌的产生与扩展,结核分枝杆菌与艾滋病病毒的双重感染以及结核病防控网络的不完善。所以要重视结核病的防治,更要注重养生保健。

结核分枝杆菌从分类上属于分枝杆菌属,该属中除结核分枝杆菌外还有许多不同的细菌,如引起麻风病的麻风分枝杆菌。而临床上将该属内除结核和麻风杆菌以外的一组分枝杆菌称为非结核分枝杆菌,它也可以引起肺部病变,且与肺结核的症状十分相似,很难区分,多好发于慢性肺病(如支气管扩张、尘肺)和免疫低下人群(是艾滋病常见的并发症)。而非结核分枝杆菌引起的肺部感染按肺结核治疗效果很差,因为该菌对大部分抗结核药都耐药,以目前已越来越引起临床的关注。部分有典型肺结核症状、抗酸涂片阳性,而对正规抗结核治疗反应较差的患者,还需警惕是否为非结核分枝杆菌引起的感染。

中医药防治肺结核具有良好的优势。中医学对结核病的认识历史悠久,且逐渐深化。中医学将肺结核归属于"肺痨"、"虚痨"等范畴。很早就已认识到本病"染而为疾"的传染特点。认为肺结核的病因有内外两端,外因为痨虫,又称"瘵虫"传染;内因为正气虚弱,两者往往互为因果。痨虫感染是本病的致病因子,痨虫多在人体正气不足的条件下侵入而发病。在病变过程中,可累及脾肾,甚至传遍五脏,故有"其邪展转,乘于五脏"之说。本病开始为肺阴亏损,继则阴虚火旺,肺肾同病,或肺脾同病,气阴两虚,终则阴损及阳,元气耗损,阴阳俱亏。

【养生指导】

一、发病前预防

1. 减少结核分枝杆菌播散,控制传染源

(1) 做好肺结核病患者的消毒与隔离

开放性肺结核患者的排菌是传染的主要来源,主要经空气

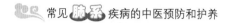

传播,其次通过被结核菌污染的食物或食具而引起肠道感染。因此,要加强健康教育,使大家懂得结核病的危害和传染方式,做好肺结核病患者的消毒与隔离。肺结核病患者在咳嗽、打喷嚏时,要用手帕捂住嘴或戴口罩,不要近距离面对他人大声说话。随地吐痰的恶习必须杜绝。肺结核病患者咯出的痰最好吐在带盖的玻璃杯内,痰液应进行焚烧或药物消毒处理,防止痰液中的结核分枝杆菌随时向空气中播散。应急情况下将痰吐在纸上,并连同擦拭口鼻分泌物的纸张烧掉,不要随处乱扔。有条件时在痰杯内加 2% 的煤酚皂溶液每日消毒 1 次,无条件时将痰液煮沸 15～20 分钟后倒弃。痰杯用流水冲净,煮沸消毒 20 分钟,或用每升含 1 000 毫克的有效溴或有效氯的消毒溶液浸泡 30 分钟。一次性痰杯用后可焚烧处理。患者餐具应单用,要煮沸消毒。衣物、床单、枕巾、被褥要经常洗晒,口罩、手帕和洗漱用品及所用痰盂要经常清洗消毒。患者所用卧具、书籍每日在阳光下暴晒 2 小时,可杀死结核分枝杆菌。对排菌肺结核病患者应进行隔离,患者不要到拥挤的公共场所活动或工作。家庭成员发现肺结核病者,患者最好住单独房间,减少接触传染源。一人发病,最好全家体检,重视预防,杜绝传染。

(2) 及时发现可疑的结核病患者

结核病的传染很多是发生在患者未被发现、未进行治疗前,因为周围人无任何防范措施,这些人在与家庭成员、同事、同学等密切接触的过程中,接触者很容易被结核分枝杆菌感染。对婴幼儿、青少年、老年人、免疫力低下的高危人群应提高警惕,尤其是出现发热、咳嗽等呼吸道症状时,勿轻易地认为只是伤风咳嗽,咳嗽不愈时应去医院进一步检查,不可轻视。预防结核病的首要措施是尽早发现隐藏在人群中的新发结核病患者,并及早进行彻底治疗,缩短传染期,减少结核分枝杆菌播散,消灭传染源。

（3）保持空气流通

肺结核病患者,尤其是痰涂片阳性的活动性肺结核病患者,是主要传染源。空气中的结核分枝杆菌可以通过呼吸道感染健康人,尤其是在通风不良的较密闭的环境（如冬季居室内、拥挤的集体宿舍或工棚）中更易传播感染。因此,要养成定时开窗通风的习惯,减少环境中结核分枝杆菌的浓度,尽量让日光照进居室内。保持空气流通是最有效的防止感染措施。

2. 提高抵抗力减少发病

约 10% 的感染结核分枝杆菌者可能发生结核病,发病与否主要取决于感染者的抵抗力和感染结核分枝杆菌的数量。因此,平素要注意生活调养,提高抵抗力,降低发病风险。具体要做到以下几点。①保持生活规律,养成良好的生活习惯。劳逸结合,避免长期过劳和精神紧张,避免长期熬夜,保证充足睡眠和休息,减轻压力等。以上这些都有助于提高机体的抗病能力。②体育锻炼,运动养生。增强体质,提高抵抗力,是预防呼吸道感染的最重要措施之一。尤其是老年人应"夜卧早起,广步于庭",在保证充足睡眠的情况下,多到室外活动,呼吸新鲜空气。在身体允许的条件下,可进行慢跑、打拳、舞剑、做操、踢毽等运动,舒展筋骨、畅通气血,达到强身健体的目的。③应合理调节饮食,加强营养。多食鸡、鱼、肉、蛋、豆制品,以及新鲜蔬菜、水果等食物,增强体质,提高机体抗病能力。辛辣食物和太咸的食物容易诱发咳嗽,应尽量少吃。梨、苹果、白萝卜、银耳、蜂蜜等可滋养肺脏,有助于肺脏的保养。④戒除不良生活习惯。要戒烟限酒,因为吸烟数量越大,患结核病的概率越大,吸烟引起的咳嗽、咯痰还容易掩盖肺结核症状,影响肺结核的及时发现和治疗。大量饮酒可导致营养不良和抵抗力下降,同时酒可损伤肝脏,一旦患结核病,可增加抗结核药对肝脏的毒性而影响治疗。

3. 预防性化疗

预防性抗结核化疗主要用于对受结核分枝杆菌感染易发病

的高危人群,包括艾滋病病毒感染者,排菌肺结核病患者的密切接触者,矽肺、糖尿病、长期使用糖皮质激素或免疫抑制剂者,特别是 35 岁以下结核菌素试验硬结直径≥15 毫米者,预防性化疗可减少 60%～80% 的发病。常用异烟肼每日 300 毫克,顿服 6～8 个月;或利福平和异烟肼 3 个月,每日顿服或每周 3 次。另外,防治与结核病发病相关的上述疾病,也非常重要。

4. 卡介苗接种

接种卡介苗可以使儿童产生一定水平的特异性免疫力,减少感染机会,阻止结核分枝杆菌在人体内的繁殖和播散,起到预防儿童结核病,特别是结核性脑膜炎、血行播散型严重结核病的作用。接种对象为新生儿。

二、发病后养护

20 世纪 60 年代前,结核病患者主要采用卫生营养法——合理营养、休息、空气、日光,对患者早日康复有益。目前,结核病患者在规范使用抗结核化疗药物基础上,卫生营养法仍是最有效的辅助治疗方法。中医药治疗肺结核,尤其是对耐药结核病的治疗亦发挥了巨大作用,中医食疗调治肺结核更有利于患者体质改善,疾病痊愈,早日恢复健康。

1. 科学调理饮食

结核病是一种慢性消耗性疾病,蛋白质分解代谢显著增强,造成蛋白质过多分解,出现蛋白质、能量不足,因此,结核病患者科学增加营养和调理饮食,对增加机体免疫力,提高治疗效果,促进疾病早日痊愈至关重要。在饮食上注意:①供给充足能量。因为结核病患者长期发热、盗汗等增加能量消耗,能量供给超过正常人。②供给足量优质蛋白质。病灶的修复需要大量的蛋白质。提供足够蛋白质,有助于体内免疫球蛋白的形成和纠正贫血症。宜选择肉类、奶类、蛋类、禽类等优质蛋白质为主的食物。牛奶和奶制品是结核病患者最好的食物。③供给丰富维生素。维生素 C 可以帮助机体恢复健康,维生素 B_1、维生素 B_6 能减少抗结核药物的不良反应,维生素 A 可增强上皮细胞的抵抗力,维生素 D 可帮助钙的吸收。应多选用新鲜的蔬菜、水果、鱼虾、动物内脏和蛋类。④供给适量的矿物质和水分。肺结核病患者有可能出现贫血,因此要注意补给含铁丰富的食物,肉类、蛋黄、动物肝脏、绿叶蔬菜等都是铁的良好来源。长期发热、盗汗的患者,应及时补充钾、钠和水分。

总之,结核病患者要学会安排合理、平衡的膳食结构,提供既富含营养又易消化的饮食,提倡食物多样、荤素搭配、营养全面。避免辛辣等刺激性食物,禁止饮酒。发热患者宜进细软、易消化的半流质。

2. 充分休息

肺结核病患者应注意休息,保证充分的休息时间。不宜进行耐力性运动,如长距离的步行、游泳、骑车等。也不要做深呼吸运动,特别是在病情尚不稳定时期,以免体力过度消耗,并加重咳嗽和胸痛。肺结核病患者处于进展期应卧床休息,尤其是有发热、咯血和肺代偿功能不全者,甚至在疾病痊愈后也不能马上恢复高强度的运动和工作,以免复发。

3. 消除患者不良的心理因素

结核病是一种病因明确、可防可治的疾病,绝大多数患者只要坚持合理的治疗,一般都能治愈,所以不是什么不治之症。人们都应当了解结核病的预防、治疗和康复知识,提高对结核病的认识,尊重患者,不要厌烦歧视,消除社会偏见。对患者日常生活中遇到的困难,要积极帮助解决。肺结核病病程长,治愈慢,患者长期服药,可能出现悲观与抑郁心理,或脾气暴躁,情绪不稳定,我们要以同情心和爱心多与患者交流,唤起患者战胜疾病的勇气和信心,消除不良心理因素。

4. 规范的化疗

规范的化疗是治疗肺结核和其他结核病的根本、唯一的有

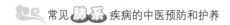

效措施。结核病患者应在专业医护人员的指导下积极配合治疗。肺结核的治疗原则:早期、联合、适量、规律、全程。整个治疗方案分强化和巩固两个阶段,应严格执行统一标准化疗方案。结核性胸膜炎出现胸腔积液者,在规范的化疗基础上,应根据胸腔积液量,配合胸腔抽液治疗。常用抗结核药物有异烟肼、利福平、吡嗪酰胺和乙胺丁醇,目前已总结出规范的治疗方案。

　　肺结核患者通过正规治疗,85%都可以治愈。治疗成功的关键在于要在规定时间内有规律地用药,避免遗漏与中断。若在服药初期症状好转后治治停停,就容易复发或产生耐药性。因此,肺结核病患者一定要规范治疗,正确使用抗结核药物。

5. 中医药治疗

　　中医治疗肺结核,着眼于从整体上辨证论治,针对患者不同体质和疾病的不同阶段,采取与之相应的治疗方法,投以中药汤剂或口服中成药。补虚培元,抗痨杀虫为中医治疗肺结核的基本原则,可以收到标本兼治、早日痊愈、恢复健康的目的。对于耐药结核病,特别是耐多药结核病及慢性纤维空洞性肺结核等中西医结合治疗更有价值。

　　中药汤剂治疗肺结核,主要根据患者的症状、舌脉特点。肺阴亏损,可用月华丸治疗;阴虚火旺,可用百合固金汤合秦艽鳖甲散治疗;气阴耗伤,可用保真汤、参苓白术散治疗;阴阳虚损,可用补天大造丸治疗。还可在医师指导下配合常用中成药,如利肺片、百合固金丸、六味地黄丸、月华丸、补天大造丸等,与化疗协同可起到扶正抗结核的作用。

6. 食疗养生方

　　肺结核在抗结核化疗及中药治疗基础上,中医食疗方法调治更有助于疾病的康复。中医学认为,肺结核的病理特点以阴虚为根本。痨虫蚀肺,耗损肺阴,进而阴虚火旺,或气阴两虚,甚至阴损及阳。病初在肺,继而累及脾肾。因此,滋阴润肺、补益脾肾、阴阳俱补是食疗的原则。针对肺结核患者的症状、舌脉特点,分为肺阴亏损、阴虚火旺、气阴耗伤、阴阳虚损证,推荐食疗处方。

(1) 百合麦冬山药粥

百合 50 克,麦冬 30 克,山药 100 克,粳米 100 克,冰糖适量。先将麦冬煎汁备用;将山药洗净去皮(刨去外表皮)切成小块;将百合掰瓣洗净,加清水浸泡片刻;将粳米淘洗干净,加水适量煮粥,待粥半熟时,加入麦冬汁、百合、山药和冰糖,煮至粥稠即成。本食疗方养阴清肺。适用于肺结核肺阴亏损,咳嗽,以干咳为主、痰少不易咯出者。

(2) 地骨皮老鸭汤

老鸭 1 只,地骨皮 30 克,生姜 3 片,食盐少许。将老鸭去毛杂,洗净,切块;余药布包,同入锅中,加清水适量同煮,食盐少许后入,煮至老鸭熟后去药包即可服食。本食疗方滋阴清肺。适用于肺结核肺阴亏损,干咳,咳声短促,痰中有时带血,手足心热等。

(3) 百合荸荠雪梨羹

鲜百合 30 克,鲜荸荠 30 克,雪梨 1 个,冰糖适量。先将荸荠洗净,去皮捣烂;雪梨洗净,切碎,去核;再将 3 味混合共水煎,加入冰糖,煮至熟烂汤稠后加入冰糖、藕粉。本食疗方养阴清热、润肺止咳。适用于肺结核阴虚内热证。

(4) 沙参贝母粥

南沙参 30 克,川贝母粉 6 克,粳米 50 克,冰糖适量。先将沙参煎熬取汁,去渣,放入粳米煮成稀粥,加川贝母粉、冰糖调匀即可食用。本食疗方养阴润肺、清肺化痰。适用于肺结核阴虚火旺,咳嗽,咯白黏痰或黄痰。

(5) 黄精炖猪瘦肉

黄精 50 克,猪瘦肉 200 克,食盐少许。黄精切成小丁,猪瘦肉切成小块,放碗内隔水炖熟,食盐少许后入。本食疗方补中益气、养阴润肺。适用于肺结核气阴耗伤证。

(6) 百合童子鸡

百合 30 克,炙百部、麦冬各 20 克,童子鸡 1 只,少许葱、姜、盐。童子鸡去毛杂,将诸药布包,纳诸药于鸡腹中,放入葱、姜各少许及清水适量,文火炖熟,食盐少许后入,去药渣,食鸡饮汤。本食疗方养阴润肺、扶正补虚。适用于肺结核气阴耗伤证。

(7) 参麦饮

人参、麦冬、百部、红枣各 15 克,冰糖适量。人参切片后与麦冬、百部、红枣一并煎煮,去渣取汁,放入冰糖调匀即成。本食疗方益气养阴、润肺止咳。适用于肺结核气阴两虚、阴阳虚损证。

(8) 人参枸杞炖乳鸽

人参 15 克,枸杞子 15 克,生姜 6 克,乳鸽 1 只,食盐少许。乳鸽洗净后斩块,和清水一起放入锅里烧开后煮 2 分钟,捞出冲洗干净;将焯过的乳鸽、人参、枸杞、生姜一起放入砂锅,加入足量清水烧开,再转微火慢炖约 2 小时,食盐少许后入。本食疗方益气养阴、滋补肺肾、扶正补虚。适用于肺结核气阴两虚、阴阳虚损证。

第八章
慢 性 咳 嗽

【疾病概况】

咳嗽是临床上常见的病症,特别是慢性咳嗽占呼吸专科门诊的 20%～30%。咳嗽是机体的防御反射,有利于清除呼吸道分泌物和有害因子,但频繁剧烈的咳嗽对患者的工作、生活和社会活动造成严重的影响。

咳嗽通常按时间分为 3 类:急性咳嗽、亚急性咳嗽和慢性咳嗽。急性咳嗽时间<3 周,亚急性咳嗽为 3～8 周,慢性咳嗽>8 周。咳嗽按性质又可分为干咳与湿咳(有痰)。不同类型的咳嗽病因分布特点不同。慢性咳嗽病因较多,通常根据胸部 X 线检查有无异常分为两类:一类为 X 线胸片有明确病变者,如肺炎、肺结核、支气管肺癌等;另一类为 X 线胸片无明显异常,以咳嗽为主或唯一症状者,即通常所说的不明原因慢性咳嗽,简称慢性咳嗽。

感染后咳嗽,是指呼吸道感染后其他症状都缓解消除了,唯有咳嗽持续存在,其中大多是感冒引起的,又称感冒后咳嗽。多表现为刺激性干咳或咯少量白色黏液痰,通常持续 3～8 周,X线胸片检查无异常。但临床上超过 8 周的情况也非常常见。

上气道咳嗽综合征(UACS)/鼻后滴流综合征(PNDS),鼻部疾病引起分泌物倒流鼻后和咽喉等部位,直接或间接刺激咳嗽感受器,导致以咳嗽为主要表现的综合征称为鼻后滴流综合征。

表现为咳嗽、咯痰,可伴有鼻塞、鼻腔分泌物增加、频繁清嗓、咽后壁黏液附着、鼻后滴流感。

咳嗽变异性哮喘(CVA),是一种特殊类型的哮喘,咳嗽是其唯一或主要临床表现,无明显喘息、气促等症状或体征。临床主要表现为刺激性干咳,通常咳嗽比较剧烈,夜间咳嗽为其重要特征。

嗜酸性粒细胞性支气管炎(EB),是一种以气道嗜酸性粒细胞浸润为特征的非哮喘性支气管炎,气道高反应性阴性。主要表现为慢性咳嗽,对糖皮质激素治疗反应良好。临床主要症状为慢性刺激性咳嗽,常是唯一的临床症状,干咳或咯少许白色黏液痰,可在白天或夜间咳嗽。

胃食管反流性咳嗽(GERC),是因胃酸和其他胃内容物反流进入食管,而食管上段有丰富的咳嗽感受器,受到反流物的刺激后即产生咳嗽,属于胃食管反流病的一种特殊类型,是慢性咳嗽的常见原因。部分胃食管反流引起的咳嗽伴有典型的反流症状,即胃灼热(胸骨后烧灼感)、反酸、嗳气等。但也有不少患者以咳嗽为唯一的表现。而咳嗽发作与进食的关系很明显,如餐后咳嗽、进食咳嗽。

变应性咳嗽(AC),临床上某些慢性咳嗽患者,具有一些特应症的因素,抗组胺药物或糖皮质激素治疗有效,但不能诊断为支气管哮喘、变应性鼻炎或 EB 病毒引起的鼻炎,将此类咳嗽定义为变应性咳嗽。临床表现为刺激性干咳,多为阵发性,白天或夜间均可咳嗽,油烟、灰尘、冷空气、讲话等容易诱发咳嗽,常伴有咽喉发痒。

慢性咳嗽属于中医学"咳嗽"的范畴。咳嗽病变主要在肺,与肝、脾有关,久则及肾。主要病机为邪犯于肺,肺失宣肃,肺气上逆。中医经典著作《内经》谓:"五脏六腑皆令人咳,非独肺也",强调"外内合邪"导致咳嗽,指出"皮毛先受邪气,邪气以从其合也。其寒饮食入胃,从肺脉上至于肺,则肺寒,肺寒则外内合邪,因而客之,则为肺咳。"认为外邪犯肺可以致咳,其他脏腑受邪,功能失调,病及于肺,亦可致咳。明确指出咳嗽的病因有外感和内伤两方面。内伤咳嗽一般病程较长,反复发作,伴有其他脏腑功能失调症状,我们所说的慢性咳嗽多属此类。我们的祖先早在1 000多年前对咳嗽病因的认识与现代医学认为慢性咳嗽存在多方面疾病的多因性竟不谋而合。中医中药对咳嗽的治疗有着悠久的历史与丰富的经验。应采用现代医学与中医结合的手段,明确病因,提高疗效。

✚【养生指导】

一、发病前预防

　　慢性咳嗽治疗较困难,经治疗控制后也容易复发,所以在病情控制以后要预防复发,应注意:①积极改善生活和工作环境,减少有害气体和环境污染对呼吸道的刺激,减少呼吸道接触外来致病因子的机会。定时开窗换气,保持室内空气新鲜。居室要保持适当湿度,因为环境过于干燥,空气湿度下降,气道黏膜失润而发干,纤毛运动受限,导致咳嗽、痰液不易咯出。气候干燥时,可在卧室使用加湿器。②参加体育锻炼,增强体质,提高抗病能力,参加室外活动,如慢跑、打拳、做操、踢毽等,可舒展筋骨、畅通气血。③防寒保暖,生活规律。④调节饮食,多食营养易消化饮食,以及新鲜蔬菜、水果等食物,加强营养,增强体质,提高机体抗病能力。辛辣油腻食物和太咸的食物容易诱发咳嗽,应尽量少吃。慎食虾、蟹、鱼等海鲜之品,因为气道对海鲜之品敏感,可导致气道高反应,引发咳嗽。

二、发病后养护

1. 去除病因,合理治疗

　　不要将咳嗽当小毛病,应及时就医,明确诊断,确定病因,治疗有效后应巩固一个阶段以免复发。在医师指导下,针对不同咳嗽病因采用抗过敏、糖皮质激素吸入剂,有的需要加用抗生素,胃食管反流性咳嗽更要针对消化道疾病进行治疗。与鼻部有关的疾病,内科治疗不理想时,应由五官科医师进一步诊治。

慢性咳嗽还可见于某些药物诱发,如常用降压药物赖诺普利、福辛普利等。心理性因素也可导致长期慢性的咳嗽。还有些疾病在普通 X 线胸片上不容易发现病灶,如气管-支气管结核、支气管肺癌的早期。因此,按上述疾病治疗不理想时,还应考虑这些问题,进一步检查。

必要时可选用镇咳祛痰药物,如可卡因、右美沙芬等。应注意镇咳药只能起到短暂缓解症状的作用。轻度咳嗽不需进行镇咳治疗,但严重的咳嗽,如剧烈干咳或频繁咳嗽影响休息和睡眠时,可适当给予镇咳治疗。常用祛痰药物有氨溴索和溴己新、桃金娘科树叶的标准提取物、乙酰半胱氨酸、羧甲司坦等。这些常用的化痰药主要是通过各种机制使痰液稀释从而容易咯出,而真正将痰排出体外还需要依靠人体的咳嗽反射。

2. 注意饮食宜忌

咳嗽时,患者饮食应注意:①忌食海鲜,如虾、蟹、鱼等,以免加重咳嗽。②忌食肥甘油腻之品,如油炸、煎烤食品、动物内脏等;少食花生、腰果等坚果类食物;少食甜腻食物,如奶油糕点等。以上食物易助湿生痰,损伤脾胃。③忌食生冷咸食,如生冷瓜果、冷饮、咸菜、咸鱼等。因为生冷之品易损伤脾胃,助湿生痰;咸食可刺激气道,出现口干、咽痒、咳嗽加重。④忌食辛辣刺激食物,如辣椒、胡椒、白酒等辛香温燥之品,易化燥伤阴,导致痰液黏稠,咳嗽加重。

咳嗽时,患者饮食宜清淡,多饮水,多食新鲜蔬菜,如白菜、绿叶菜、萝卜、百合、冬瓜、山药、藕等,以及梨、芦柑、橙子等新鲜水果。可起到滋润气道、稀释痰液、清热去火的作用,从而减轻咳嗽、咯痰症状。不过,韭菜、葱蒜类、地瓜等属于产气食物,宜少食或不食。中医学认为,咳嗽是由各种病因导致肺失宣畅、肺气上逆所致,这些产气的食物可使肺气宣降不利。

3. 保证休息

咳嗽时要注意休息,劳逸结合,保持睡眠充足,避免过度用嗓,咳嗽时气道也需要休养,使气道逐渐恢复正常功能。咳嗽不愈与劳累体虚密切相关。

4. 中医药治疗

慢性咳嗽属于中医内伤咳嗽。指饮食不节,或过食辛辣肥甘,或过食生冷,脾失健运,痰湿内生,痰浊犯肺导致咳嗽;或情志失调,肝失调达,气火逆肺导致咳嗽;或外感咳嗽久治不愈、劳累过度,久病肺虚,阴伤气耗,虚火寒痰内生,气机上逆而咳嗽。

内伤咳嗽多属邪实正虚,故中医调治慢性咳嗽,多扶正祛邪,标本兼治,整体调治。针对慢性咳嗽患者的症状、舌脉特点,多分为痰湿蕴肺,可用二陈汤和三子养亲汤;痰热郁肺,可用清金化痰汤;肝火犯肺,可用泻白散和黛蛤散;肺阴亏耗,可用沙参麦冬汤;肺气虚寒可用温肺汤。中医治疗慢性咳嗽,具有良好的疗效,且不良反应小,适合长期服用。

5. 具有止咳化痰作用的食物

白萝卜:入肺胃经。具有下气消痰、解毒润肺的作用。适用于咳嗽、咯痰或伴气喘者。中医学认为气行则痰行,气滞则痰阻。

雪梨:味甘性寒。具有润肺养阴、止咳化痰的作用。适用于阴虚肺热咳嗽者。

荸荠:性味甘、寒。具有清热化痰、生津润燥的作用。适用于痰热咳嗽。可煮熟吃,或清炒、炖汤等。

佛手瓜:具有理气和中、疏肝止咳的作用。适用于咳嗽、痰多、胸闷胁痛。可清炒、炖汤等。

薏苡仁:甘、淡、微寒。具有健脾化湿、清热排痰的作用。适用于脾虚湿盛、咳嗽痰多者。做粥时可加用。

陈皮:辛、苦,温。具有理气健脾、燥湿化痰的作用。适用于湿痰、咳嗽、痰多者,以及寒痰咳嗽、咯痰清稀、量多者。做粥或炖汤时均可加入。

6. 食疗养生方

(1) 萝卜子蕹菜汤

萝卜子、苏子各 20 克,蕹菜 15 克,食盐少许。蕹菜洗净切碎,与萝卜子、苏子一同加水适量煮汤,食盐少许调味即成。本食疗方降气化痰止咳。适用于慢性咳嗽痰湿蕴肺证。

(2) 薏米杏仁粥

薏苡仁 50 克,苦杏仁(去皮、尖)10 克,冰糖适量。薏苡仁洗净,加水煮至半成熟加苦杏仁,粥成加适量冰糖即成。本方健脾化湿、止咳化痰。适用于慢性咳嗽痰湿蕴肺证。

(3) 川贝炖雪梨

雪梨 2 个,川贝母 6 克,冰糖适量。川贝母洗净,浸泡备用;将雪梨洗净,削皮去核后,切成小块备用;将川贝母、梨、冰糖、水适量放入炖盅内,隔水炖 1 小时后取出即可。或将梨顶部平切开,用勺子挖去梨心,加入川贝母(或川贝粉)、冰糖、清水;用牙签固定梨盖和梨身;放入炖盅内,隔水蒸 1 小时。本食疗方清肺化痰、润肺止咳。适用于慢性咳嗽痰热郁肺证,咳嗽,咯痰黄稠或白黏者。

(4) 鱼腥草薏米鸡蛋羹

鲜鱼腥草 100 克,薏苡仁 90 克,甜杏仁 30 克,大枣 5 枚,4 枚鸡蛋蛋清,冰糖适量。将薏苡仁、甜杏仁、大枣一起大火煮沸,再改用小火煮 1 小时;加入鱼腥草,再煮 30 分钟,过滤留汁;冲入 4 枚鸡蛋的蛋清,冰糖适量,拌匀。本食疗方健脾化湿、清肺止咳。适用于慢性咳嗽痰热郁肺证,咳嗽,咯痰黄稠或白黏者。

(5) 佛手绿豆粥

佛手 20 克,绿豆 50 克,粳米 150 克,冰糖适量。将佛手、绿豆、粳米洗净,煮粥;待粥熟后加入冰糖,拌匀即可食用。本食疗方疏肝解郁、清热止咳。适用于慢性咳嗽肝火犯肺证。

（6）双皮麦冬汤

桑白皮 15 克,地骨皮 30 克,麦冬 20 克,陈皮 6 克,冰糖适量。桑白皮、地骨皮、麦冬、陈皮加水适量煎煮 30 分钟,去渣取汁,加冰糖适量即成。本食疗方清肺降火、理气健脾。适用于慢性咳嗽肝火犯肺证。

（7）百合麦冬山药粥

适用于慢性咳嗽肺阴亏耗证。材料、做法、功效详见"肺结核"篇中的"肺结核食疗"。

（8）二冬松仁粥

麦冬、天冬、松子仁各 30 克,粳米 150 克。麦冬、天冬水煎 30 分钟,取汁;药汁内加入粳米、松子煮粥服用。本食疗方养阴润肺止咳。适用于慢性咳嗽肺阴亏耗证。

（9）百合荸荠雪梨羹

适用于慢性咳嗽肺阴亏耗证。材料、做法详见"肺结核"篇。

（10）黄芪枸杞炖乳鸽

黄芪 30 克,枸杞子 15 克,生姜 6 克,乳鸽 1 只,食盐少许。乳鸽洗净后斩块,和清水一起放入锅里烧开后煮 2 分钟,捞出冲洗干净;将焯过的乳鸽、黄芪片、枸杞、生姜一起放入砂锅,加入足量清水烧开,再转微火慢炖约 2 小时,食盐少许后入。本食疗方补肺健脾、扶正补虚。适用于慢性咳嗽肺气虚寒证。

（11）黄芪炖母鸡

适用于慢性咳嗽肺气虚寒证。材料、做法、功效详见"哮喘"篇。

（12）胡桃人参汤

胡桃肉(不去皮)20 克,人参 10 克,生姜 3 克,冰糖适量。胡桃肉、人参、生姜加水适量同煎,取汁 200 毫升,加冰糖适量即成。早晚 2 次温服。本食疗方补气温肺。适用于慢性咳嗽肺气虚寒证。

沪上中医名家养生保健指南丛书

第九章
哮　喘

【疾病概况】

支气管哮喘(简称哮喘)是一种气道慢性炎症性疾病。而这种炎症又不同于细菌和病毒感染,主要是体内一些正常的细胞过度增生或功能异常亢进,产生一些对支气管有害的物质,导致支气管痉挛和气管管壁增厚而使呼吸时气流通过受阻碍,产生反复发作性的喘息、气促、胸闷或咳嗽等症状,常在夜间和(或)清晨发作、加剧,多数患者可自行缓解或经治疗缓解。故而本病又称为变态反应性疾病。哮喘反复发作,病程迁延,诊治不及时、不规范,可并发慢性阻塞性肺病以及肺源性心脏病。

哮喘的病因还不十分清楚,患者个体过敏体质及外界环境的影响是发病的危险因素。哮喘与先天的多基因遗传有关,同时后天环境的影响对哮喘的发生、发展起关键作用。环境因素中主要激发因素,如尘螨、花粉、真菌、动物皮毛、二氧化硫、氨气等各种特异和非特异性吸入物;感染,如细菌、病毒、原虫、寄生虫等;食物,如鱼、虾、蟹、蛋类、牛奶等;药物,如普萘洛尔(心得安)、阿司匹林等;另外,气候变化、运动、妊娠等都可能是哮喘的激发因素。哮喘发病的高危人群包括有哮喘家族史或过敏性疾病家族史的人,他们患哮喘的比例较高。另外,一些从事特殊职业的人员,如长期接触一些过敏原或特殊环境刺激也与哮喘的发病有关。

哮喘急性发作期是指气促、咳嗽、胸闷等症状突然发生或症状加重,常有呼吸困难,以呼气流量降低为其特征。一般来说,哮喘患者发作前多有上呼吸道过敏的表现,如打喷嚏、流鼻涕、流眼泪、咳嗽、咽痒等。哮喘慢性持续期是指患者即使没有急性发作,但在相当长的时间内仍有不同频度或不同程度的喘息、咳嗽、胸闷等症状,肺通气功能下降。哮喘慢性持续发作使患者生活质量受到影响,难以参加正常的社会活动,身心受到损害。

儿童哮喘发作前往往首先出现上呼吸道过敏的症状,表现为眼痒、鼻痒、打喷嚏、流鼻涕、揉眼、搓鼻,进一步表现为上腭痒、咽痒、干咳和呛咳,可持续数小时或数日再发作哮喘。儿童哮喘常有家族遗传性,伴有过敏性鼻炎、湿疹、荨麻疹等肺外过敏的表现。30%~50%哮喘患儿至青春期哮喘症状明显减轻或消失,但至成年期部分患者可能再发生哮喘。

随着社会老龄化人口逐年增加,老年性哮喘患病率呈上升趋势。老年性哮喘患者多伴有慢性支气管炎、慢性阻塞性肺病、冠心病及心功能不全等疾病,使老年性哮喘的症状更加复杂,除喘鸣等主要症状之外,以咳嗽更为明显,痰量较多且黏稠。老年性哮喘的病史较长,多常年发病且发作期较长,老年患者对寒冷的耐受性较差,冬季发病比例明显增高。

难治性哮喘是指按照我国哮喘防治指南,采用两种或两种以上控制性药物规范治疗和管理6个月以上,尚不能达到理想控制,约占哮喘患者的5%。

过敏性鼻炎和哮喘是一种联合呼吸道疾病,现在已经认识到哮喘和过敏性鼻炎是"一个呼吸道,一种疾病",称为过敏性鼻炎-哮喘综合征。有资料显示,20%的过敏性鼻炎患者可同时有哮喘症状,而高达80%的哮喘患者也同时患有过敏性鼻炎。

哮喘是一种难以根治的疾病,目前尚无特效的治疗方法,但通过长期合理、规范化的综合治疗,以及中西医结合方法治疗,可以达到病情完全控制,哮喘患者也能与正常人一样生活、工作

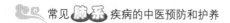

和学习。

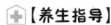【养生指导】

一、发病前预防

1. 避免吸入性过敏原接触

吸入性过敏原是引起哮喘发病与发展的重要因素。吸入性过敏原大多借助空气传播,其致敏成分主要为蛋白质和多糖。吸入性过敏原3 000多种,主要包括花粉类、屋尘螨、室内尘土、真菌、蟑螂等昆虫类、动物皮毛和分泌物、丝制品及其他棉麻织物的纤维、枕头的填充物等。

(1) 减少花粉接触

花粉是人们认识最早的过敏原,能引起哮喘的花粉主要是以风为传播媒介的气传花粉,气传花粉在空气中飘散有地域性和季节性的特点。可引起哮喘的花粉目前已知达数百种,常见的春季致敏花粉包括杨属、榆属、柳属、松属等;夏季花粉以禾本科植物花粉为主,杂草和牧草类也开始增多;秋季花粉以杂草花粉和禾本科植物花粉为主,主要包括豚草属、蒿属、藜科等。

在花粉多的季节,尤其是春天和秋天,应避免去郊外、公园等处郊游,或戴上口罩,尽量减少花粉接触。花粉随风飘散,悬浮于空气当中,对于过敏性体质的人来说,吸入花粉后可出现打喷嚏、流鼻涕、鼻痒、眼痒等过敏症状,有的甚至出现胸闷、气喘、咳嗽症状,诱发哮喘发作。

(2) 避免不良的环境

宠物或蟑螂的皮屑、螨虫、屋尘可进入呼吸道诱发哮喘。春季、梅季、雨湿季节,气候温热而潮湿,寄生于床褥、地毯、衣物等处的尘螨及真菌等易生长繁殖,随呼吸道吸入体内。蟑螂、螨虫、屋尘中的过敏成分为异体蛋白,是引发哮喘的主要激发因素之一。应保持室内清洁、空气流通。室内不堆放容易霉变的废弃物,居室中不使用地毯、羽绒或蚕丝制作的衣被。过敏性体质者不宜饲养狗、猫等宠物。

2. 减少日常生活中的刺激性或有害物质接触

日常生活中可以接触到的导致哮喘的刺激性或有害气体,包括油漆、含有化学药物的杀虫剂、居室香味剂、油烟、蚊香烟雾、香烟烟雾、某些化妆品和煤气或天然气燃烧所产生的二氧化硫(SO_2)等。很多哮喘患者首次发作与接触上述有害气体有关。尤其是室内装修过程中的油漆、稀释剂、装饰材料和合成板中的甲醛与苯、胶合剂、墙壁涂料、化学材料制作的家具、壁纸和塑料等的化学气味极易诱发呼吸道过敏症状。新装修的居室应充分通风后才入住,一般秋冬季节以2个月为宜,春夏1个月。

3. 预防呼吸道病毒感染

近年研究证实,由呼吸道病毒感染所诱发的气道炎症是引起哮喘患者气道高反应性的重要原因之一,是导致婴幼儿和儿童哮喘的主要致病因素。呼吸道的病毒感染除可直接引起气道炎性反应并导致气道黏膜损伤外,还可作为一种过敏原引起气道过敏性炎症。哮喘患者必须注意防寒保暖,预防呼吸道病毒感染。特别是在春秋季节,气候变换及忽冷忽热之时,体质较弱的人很容易感染病毒、细菌,引起上呼吸道感染而诱发哮喘,寒凉更是直接导致哮喘发作的病因。

4. 注意饮食因素及药物引发哮喘

许多日常食物作为一种摄入性过敏原也是引起哮喘发作的重要原因,特别是在儿童哮喘和婴幼儿哮喘,食物过敏诱发哮喘更为常见。据国内外的研究证实,引起哮喘的食物包括鱼、虾、蟹、蚌类和贝类海产品,牛奶、鸡蛋、肉制品、豆制品、面粉、芸豆、辣椒、西红柿、大蒜、巧克力,以及某些食用昆虫(蚱蜢、蚕蛹)等。饮食过咸或过甜也是引起哮喘发作的因素之一。注意观察食物引发的哮喘。慎食虾、蟹、鱼等海鲜食品,少食辛辣油腻刺激之品。平素饮食甜、咸、冷、热要适度,饮食宜清淡,多食新鲜蔬菜和水果。

另外,需注意药物因素引发哮喘,如阿司匹林可诱发哮喘,β-受体阻滞剂(如心得安)可致支气管痉挛。青霉素、含碘的造影剂等使用时应慎重。

5. 适宜的体育锻炼

哮喘与运动并不矛盾,很多知名的运动员也患有哮喘。但应在规范治疗的前提下进行适宜的体育锻炼,有助于增强体质,特别是处在生长发育阶段的儿童,应经常进行体育锻炼。建议进行的运动有广播体操、慢跑、打拳、呼吸操等。避免剧烈运动,尤其是哮喘病情控制不良的患者,剧烈运动可能会加重哮喘病情,避免在干冷的空气条件下运动。因为突然运动之后,肺通气量增加,短时间内吸入气道内的冷空气增加,气道黏膜发生物理化学改变,会导致哮喘发作。哮喘有一种特殊类型称为"运动性哮喘",指达到一定运动量后产生支气管痉挛引起的哮喘。这类患者的运动量应在有经验的医师指导下,从小剂量开始逐步增加,使机体逐渐适应,避免运动性哮喘发作。

6. 戒烟,养成良好的生活习惯

避免过度紧张和劳累,保持起居有节,生活有规律。戒烟限酒,养成良好的生活习惯。已知长期吸烟可以引起支气管对外界刺激物的反应性增高,容易发作哮喘。香烟烟雾是重要的室内污染原,香烟及其烟雾中含有害成分 1 200 余种,如烟尘颗粒、二氧化碳(CO_2)、一氧化碳(CO)、尼古丁、甲醛等,无论什么年龄,主动吸烟和被动吸烟都是诱发哮喘的重要因素之一。

二、发病后养护

1. 脱离过敏原

平时应尽量注意和发现与自身有关的过敏原,发病时应积极寻找环境中是否有易使自己过敏的物质,并清除这些物质,或远离这种环境。目前专业医疗机构有多种测试过敏原的检验方法,可供参考。

2. 规范、长期、综合治疗

(1) 暴发性哮喘

是脆性哮喘的一种,即在哮喘控制良好的情况下突然发生的严重支气管痉挛,产生哮喘症状,甚至昏迷,通常来势迅猛,可危及生命。由于是在哮喘非常稳定的情况下发生的,常使患者措手不及,后果严重。如遇到这样的发作,首先应保持镇静,不要慌乱,吸入急救药物(如沙丁胺醇气雾剂等),保持放松,尽量深吸气。同时应立即呼救,以最快的方式到医院急诊就诊。注意遇到这种情况,危险性很高,一定要到专业医疗机构救治。

(2) 急性发作期

此期的治疗主要是解除支气管痉挛,恢复呼吸道的正常通气,缓解哮喘症状。主要药物是支气管扩张剂和糖皮质激素。支气管扩张剂以 β-受体激动剂为首选,急性期可反复使用,直到症状明显缓解。给药途径可以是定量吸入装置或持续雾化吸入,很少需要静脉用药。糖皮质激素主要是氢化可的松、泼尼松或甲泼尼龙,口服、静脉输注都可。同时还可联合应用抗过敏药,如有感染征象可加用抗生素。

(3) 缓解期

缓解期的治疗主要是控制哮喘的气道炎症,减少急性发作的次数和程度。因此,哮喘是否经常频繁发作,取决于这一期间治疗的成败。很多患者只重视急性期的治疗,缓解期时没有明显的症状,往往认为自己不需要治疗,结果哮喘频发,对肺功能的损伤很大。目前提倡缓解期应联合用药,即吸入性糖皮质激素和长效 β-受体激动剂一同使用,如氟替卡松和沙美特罗、布地奈德和福莫特罗等联合制剂。对同时患有过敏性鼻炎和哮喘的患者,应采取对上、下呼吸道同时治疗。

沪上中医名家养生保健指南丛书

（4）存在的问题

虽然目前西医治疗能控制大部分的哮喘病情，但还是有部分难治性哮喘靠目前治疗不能起到很好效果。暴发性哮喘、哮喘相关的猝死也没有很好的治疗和预防措施。还有部分患者对药物的依赖程度较高，稍微减量即不能控制症状，而长期高剂量的药物治疗很容易产生诸多不良反应。此外，哮喘还与社会-心理因素有关，也不是单纯药物能控制的。

3. 中西医结合防治哮喘优势明显

（1）中医对哮喘的认识

中医学称哮喘为"哮病"或"哮证"，上海地区俗称"齁病"。本病的主要病机为脾肾亏虚产生宿痰，内伏于肺，遇外感、饮食、情志、劳倦等诱因而引动伏痰，与外邪纠结，阻滞气道，影响人体正常的呼吸。证属本虚标实，发时以邪实为主，或寒饮伏肺，表现为寒哮；或热痰壅肺，表现为热哮；平时以正虚为主，主要为肺、脾、肾三脏功能的不足。

（2）发作期常用的方药

寒哮表现为呼吸急促，喉中哮鸣有声，胸膈满闷如塞，痰少色白质稀，天冷或受寒易发。可用射干麻黄汤治疗，也可以服用成药小青龙合剂。热哮表现为气促息涌，喉中痰鸣如吼，胸高胁胀，咳呛阵作，咯痰色黄或白，黏着稠厚，咯吐不利，烦闷不安。可用定喘汤治疗，也可服用利肺片。

（3）缓解期常用的方药

哮喘缓解期以扶正祛邪为治疗的原则。肺脾气虚表现为气短声低，咯痰清稀色白，平素自汗，怕风，痰多，食少便溏，倦怠乏力，常易感冒，每因气候变化而诱发。可用玉屏风散与六君子汤治疗，也可服用成药玉屏风颗粒、四君子合剂、黄芪颗粒等。还可服用参类调补，以白参和西洋参为宜。肺肾两虚者表现为气短息促，动则为甚，吸气不利，腰酸耳鸣，痰多，食少便溏，倦怠乏力，劳累后喘促易发。可用金匮肾气丸（又名桂附地黄丸、八味地黄丸)治疗,也可服用人参蛤蚧散、人工冬虫夏草菌丝制剂等。这类患者可以服用一些红参。还可服用人胎盘粉,一般干燥的胎盘可研粉装入胶囊服用;新鲜胎盘更佳,可洗净炖肉、煮汤食用,或切碎与肉糜一同拌匀作为馅料包饺子或馄饨亦可。

(4) 冬病夏治

冬病夏治是中医学的一种特色治疗方法。冬病是指某些好发于冬季或在冬季容易加重的疾病,如支气管哮喘、慢性支气管炎。夏治是指趁这些疾病在夏季病情缓解之时给予治疗,主要采用以中药穴位敷贴为主,以及穴位注射、内服中药等中医综合疗法。该疗法简便易行,对呼吸系统的一些慢性咳喘疾病具有良好的防治作用,目前得到越来越多患者的接受。

哮喘的形成多以寒邪侵入为外因,以患者机体阳气不足、肺脾肾亏虚为内因。根据中医《内经》"天人合一"、"春夏养阳"理论,夏季三伏时令,阳气旺盛,阴寒之气消减,此时顺应时节给予患者温阳补益的治疗方法,可起到温经散寒、扶正补虚、驱逐痰饮宿邪的作用。使人体阳气充沛,抗寒能力增强,经络气血通畅,虚寒体质得到纠正,达到预防哮喘发作或减少发作及减轻发病程度,以彻底铲除病根的目的。

1) 穴位敷贴 中药穴位敷贴主要是采用具有温阳散寒渗透作用的中药,如白芥子、细辛、甘遂等多味药物,将其磨成粉末,用姜汁调制成药饼,贴敷于人体特定的穴位,如天突、大杼、肺俞、膏肓等穴位,通过透皮吸收方式,使药物有效成分进入人体,发挥治疗作用,也可配合微波照射或电离子导入增强其作用。

敷贴药物的药性多芳香走窜,通过腧穴可直达肺经、由表入里,循经络达脏腑,调节气血阴阳,发挥"皮肤隔而毛窍通,不见脏腑恰直达脏腑"的作用,具有温经散寒、祛痰逐饮的作用。

2) 穴位注射 主要采用具有温阳补肾、纳气定喘作用的中药仙灵脾、巴戟天等的提取物制剂,也可选用黄芪注射液、卡介

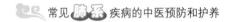

苗多糖核酸注射液、胸腺素注射液。注射部位为具有调节机体免疫功能作用的穴位——足三里。穴位注射通过针刺、药液对穴位的渗透刺激作用与药物治疗的双重作用,起到扶正固本、防病治病的作用。对支气管哮喘可起到改善肾阳虚体质作用。

(5) 冬令膏方

哮喘患者冬令服用膏方既能疗疾,又能补虚,是治养结合的有效方法。膏方防治哮喘具有良好的疗效,可使哮喘复发得到控制,或发作次数减少、发作症状减轻、激素用量减少。其组方法则、用药特点主要为:饮片部分加入仙灵脾、巴戟天、菟丝子、补骨脂、葫芦巴、杜仲、枸杞、桂枝等温补肾阳;首乌、黄精、女贞子、熟地、桑葚、山茱萸、麦冬、南沙参、炒白芍等补肾填精,滋阴润肺;黄芪、党参、白术、淮山药等补气健脾;法半夏、全蝎、蜈蚣、紫菀、冬花、胡颓叶、黄荆子、野荞麦根等祛痰通络,止咳平喘;川芎、当归、桃仁、赤芍等活血化瘀。辅料用药主要为:阿胶、龟板胶、蛤蚧、饴糖、冰糖、胎盘粉、白参。其中蛤蚧、胎盘粉温肾,阿胶、龟板胶滋阴,白参补气健脾,饴糖、冰糖收膏,改善口味。同时饴糖兼有补脾益气、润肺止咳功效,冰糖则兼有养阴生津、润肺止咳功效。

膏方防治哮喘的疗效明确,可减少发作频率、夜间症状、喘息严重程度、急性加重次数、住院天数,且随着接受治疗年数的上升,疗效也逐渐增加,这对于哮喘的巩固治疗是相当有意义的。经膏方治疗后还可改善患者的肺功能指标,减少激素用量或停用激素仍保持较好的控制状态。

(6) 中西医结合的优势

中西医治疗哮喘有各自的优势,中西医结合可取长补短,协同作用,优势明显。西药起效迅速,在急性期可弥补中药起效缓慢的不足;但中医药并非在急性期毫无建树,有些顽固性的哮喘急性发作,往往加用中药后可明显缓解症状。在缓解期中医药可减少西药的用量及其产生的不良反应;中药对肾上腺皮质轴的正向调节还能抵消激素对其的抑制作用。中西药联用对改善患者的生活质量也有明显的作用。

4. 食疗养生方

虽然合理、规范化的综合治疗是达到哮喘病情完全控制的主要手段,但通过饮食调养亦可有效地防治哮喘。尤其是对过敏性体质者来说,饮食是一把双刃剑,有些食物是引起或诱发哮喘的过敏原,如虾、蟹、鱼等海鲜之品;而有些食物却具有防治哮喘的作用。故根据哮喘患者的症状特点、不同的体质状况给予食疗处方,进行调养。

(1) 白果杏仁生姜粥

白果 20 克,杏仁 15 克,生姜 10 克,粳米 100 克,冰糖适量。将粳米淘洗干净入锅,加水适量,煮至粥五成熟时,加入白果、杏仁、生姜,再煮至粥熟,调入适量冰糖即成。本食疗方温肺平喘。适用于哮喘发作期寒哮证。

(2) 白果苏子瘦肉汤

白果 20 克,苏子 15 克,生姜 10 克,猪瘦肉 200 克,食盐少许。猪瘦肉切片,与白果、苏子、生姜一起放入砂锅,加入清水适量,烧开再转慢火炖约 1 小时,食盐少许调味即可。本食疗方温肺散寒、降气平喘。适用于哮病发作期寒哮证。

(3) 桑杏萝卜汤

桑白皮 15 克,杏仁 15 克,白萝卜 200 克,食盐少许。将桑皮、杏仁用新纱布包好,与洗净的萝卜同入砂锅内加清水煎煮约 30 分钟,取出药包,加入食盐少许调味即可。本食疗方清热平喘止咳。适用于哮喘发作期热哮证。

(4) 白果石韦汤

白果 20 克,石韦 30 克,冰糖适量。白果、石韦加清水煎煮约 30 分钟,去药渣,加入冰糖适量即可。本食疗方清热平喘止咳。适用于哮喘发作期热哮证。

沪上中医名家养生保健指南丛书

(5) 黄芪炖母鸡

母鸡1只,黄芪30克,红枣10克,生姜3克,食盐少许。将母鸡下沸水锅中焯去血水、洗净;将红枣洗净、去核;将黄芪用清水洗净、切段。将鸡放入锅内,加适量水,放入黄芪、红枣、生姜,食盐少许后入,煮至鸡肉熟烂即成,喝汤食鸡肉。本食疗方益气补肺健脾。适用于哮喘缓解期肺脾气虚证。

(6) 山药八宝粥

山药、黄芪、茯苓、莲子、薏苡仁、红小豆、红枣各15克,粳米100克,冰糖适量。黄芪、茯苓水煎取汁,放入山药、莲子、薏苡仁、红小豆、红枣、粳米煮成稀粥,粥熟时加冰糖适量即成。本食疗方健脾补肺。适用于哮喘缓解期肺脾气虚证。

(7) 虫草老鸭汤

老雄鸭1只(1 000克左右为好),虫草12根,酒、葱、姜、盐、味精适量。老鸭宰杀后,净毛剖腹去内脏,备用。虫草洗净,将鸭子与虫草及各种调料一起放入砂锅,加水适量,上笼蒸或用中小火煨2小时,待熟即可食用。本食疗方滋补肺肾。适用于哮喘缓解期肺肾两虚证。

(8) 黄精枸杞炖瘦肉

黄精30克,枸杞子20克,猪瘦肉200克,食盐少许。猪瘦肉切成小块,与黄精、枸杞一起放入砂锅,加入适量清水,烧开再转慢火炖约1小时,食盐少许调味即可。本食疗方补益肺肾、养阴润肺。适用于哮喘缓解期肺肾两虚证。

第十章
肺 气 肿

✚【疾病概述】

肺气肿是一个病理形态学名称,指终末细支气管的气腔(包括呼吸性细支气管、肺泡管、肺泡囊、肺泡)持久性扩大。用一个形象但不完全确切的比喻来形容,将肺泡比作气球,经常吹大气球使其弹性下降,无法回缩到原来的形态,所以影响到肺的通气和交换。

我国最常见的肺气肿是老年性肺气肿和慢性阻塞性肺气肿。另外,还有肺大疱形成肺气肿,矽肺、尘肺形成局灶性肺气肿,一侧肺损坏导致另一侧肺过度替代形成的代偿性肺气肿。先天性 α1 胰蛋白酶缺乏而形成的肺气肿在国外比较多见。

引起肺气肿的主要原因:①长期吸烟;②长期吸入环境中存在的有害化学烟雾和粉尘;③反复呼吸道感染导致气道不完全阻塞。近 40 多年来对肺气肿的主要研究成果是"蛋白酶溶解学说",该学说认为肺脏中弹力蛋白酶活性超过蛋白酶抑制过程就发生肺气肿。

老年性肺气肿是老年人在衰退过程中发生的,因肺组织老化,弹力纤维退化,肺泡经受呼吸周期中压力变化的耐力减退,肺泡易于扩大或破裂融合成大的肺泡。临床上表现为气促、气短,或活动、负重时呼吸困难,胸腔容积变大,外观呈桶状,胸部

沪上中医名家养生保健指南丛书

X线检查发现肺的透亮度增加,横膈位置降低。慢性支气管炎、肺部感染、哮喘、支气管扩张等气道阻塞性疾病是形成肺气肿的主要病理因素。由于慢性支气管炎等疾病发展到肺气肿一般需要许多年,所以老年性肺气肿与阻塞性肺气肿经常叠加在一起使肺气肿不断加重。

慢性支气管炎、哮喘、支气管扩张反复发作,临床上常见到反复发作性咳嗽、喘息、胸闷、咯痰,尤其是呼吸困难,容易感冒、疲乏、体重下降、食欲减退等。所以中医将肺气肿归入"喘证"、"痰饮"、"上气"、"肺胀"等病种内讨论。基本治疗原则是发作咳喘或有感冒症状时祛邪治标为主,宣肺、肃肺、清热解毒、温肺平喘为主要方法,有痰应化痰;肺气肿缓解期主要以气短、呼吸困难为主要表现,此时重点是补肺健脾益肾。因为中医认为"肺为气之主"、"肾为气之根",而肺虚及脾,脾失健运则肾虚不能蒸化水液,使痰浊潴留。调整肺、脾、肾状态可控制和改善肺气肿患者的全身状态、体质状态、抵御外邪的能力,从而改善病情,提高生活质量。

✚【养生指导】

一、一般性养护

1. 戒烟避尘

吸烟是引起阻塞性肺气肿最主要的危险因素。吸烟除了直接使支气管黏膜充血、水肿、黏液积聚,气管上皮纤毛变短、运动受抑制外,还可刺激中性粒细胞释放弹性蛋白酶,导致弹性蛋白酶和弹性蛋白酶抑制因子失衡,引起肺气肿改变,氧自由基则可引起肺的氧化损伤。吸烟一旦达到致病的程度,往往又是不可逆的,而且对儿童和孕妇的影响也极大。目前证据表明,肺气肿、慢性支气管炎患者在尚未出现肺功能明显下降的时候就开始戒烟,对延缓肺功能的衰退有非常明确的效果。所以戒烟对

阻止肺气肿患者进入慢性阻塞性肺病这一更严重的疾病阶段非
常关键,应下决心坚决戒烟,并持之以恒。

大气中的一些粉尘和有害气体也可增加患病的危险性,如
炒菜时产生的油烟,取暖时燃烧柴草、煤炭产生的各种污染物及
汽车排放的尾气等都是肺气肿的发病因素,应尽量远离含有上
述有害物质的环境。

2. 耐寒锻炼

广义上讲,只要是接触寒冷的运动都算是耐寒锻炼。冬季
散步、慢跑、做广播操、打太极拳、擦洗冷水澡等;积极的室外锻
炼,可采取早晚散步、呼吸新鲜空气、适当快走、慢跑、打太极拳、
练气功、舞剑;简易耐寒按摩,用手摩擦头面部及四肢的暴露部
位,每日数次,每次数分钟,直到皮肤发红为止;冷水锻炼,用冷
水洗手、洗脸、洗脚和揉搓鼻部,逐渐用温水擦洗四肢至全身。
耐寒锻炼应从夏季或秋季开始,循序渐进,持之以恒,量力而行。

3. 适量运动

有氧运动不仅有利于身心健康,提高免疫力,还能增加生活
情趣。全身运动有步行、踏车、活动平板、广播操、太极拳等,增
加肌肉活动度和增强呼吸功能。病情严重的患者,可以先进行
上肢协调活动,然后渐渐增加活动量。如先从洗漱、梳头、上肢
摆动做起,然后渐渐开始步行,循序渐进。

4. 加强营养

肺气肿患者的营养状况是影响健康状况、愈后的决定因素
之一。肺气肿患者易引起营养不良和低体重,应注意摄入高能
量、高蛋白、高维生素的饮食。三大营养素分配:糖类50%～
60%,脂肪20%～30%,蛋白质15%～20%,注意补充电解质和
微量元素。要尽量摄取优质蛋白质,如奶蛋类、大豆食品等。脂
肪和糖类主要为人体活动提供能量,脂肪的摄入量以每日50克
为宜,糖类一般每日300～400克,主要从米、面等谷类食物中摄
取。应尽量少食辛辣、油腻类食物,因其可致气道炎症发作和痰

量增多,对海鲜类过敏者应避免食用。如果有条件可以食枇杷、橘子、百合、大枣、梨、蜂蜜、萝卜、杏仁等健脾、补肾、止咳化痰、益肺食物。

此外,可在医师指导下选用转移因子、干扰素、卡介苗、支气管菌苗等进行注射,亦可配合应用扶正固本的中药,以增加身体的免疫功能。还可以借助冬令膏方调理,通过辨证施治,能有效提高患者免疫力,减少感冒,改善营养状态,延缓肺功能衰退。

二、针对性养护

1. 氧疗

慢性肺气肿患者多存在低氧血症或潜在低氧血症,夜间尤其明显。低氧血症可致多脏器功能不全。严重的肺气肿患者应长期坚持夜间持续低流量(1～3升/分钟)吸氧,延缓疾病进展、降低死亡率、延长生存期、改善心肺功能、提高生活质量。

2. 有效咳嗽排痰

患者应掌握正确排痰方法,尽可能加深吸气,以增加或达到必要的吸气容量;吸气后要有短暂的闭气,以使气体在肺内得到最大的分布,稍后关闭声门,可进一步增强气道中的压力,而后增加胸膜腔内压即增高肺泡内压力,这是使呼气时产生高气流的重要措施;最后声门开放,肺内冲出的高速气流使分泌物从口中喷出。对于感染严重,痰液黏稠不易咳出者,可协助拍背,同时鼓励多饮水,使用祛痰剂或采用超声雾化吸入疗法湿化气道使痰液易于咳出。

3. 延缓肺功能衰退

(1) 非特异性锻炼

肺气肿运动训练的目的是干扰患者活动能力向下的螺旋式发展,提高运动耐力。运动方式可选择步行、慢跑、登梯、踏车、园艺、广播体操、太极拳、气功等。运动强度以出现轻度气急和

心率增快为限,休息 10 分钟后可恢复。运动时间以初期每次
5～10 分钟,每日进行 1～2 次,逐渐增加至每次 20～30 分钟,
每日 3～4 次。

(2) 特异性锻炼

即呼吸操,通过增加呼吸负荷的方法来达到。包括以下 3
种方法:①简单方法如吹气球、吹蜡烛、缩唇呼吸等;②借助装
置:如二氧化碳通气法、阻力呼吸法、膈肌起搏等;③呼吸体操。
慢性肺气肿患者支气管管壁弹性减弱,做呼吸操可以改善支气
管管壁弹性,锻炼膈肌功能,增加肺泡通气量,改善缺氧状态。
家庭中可练习以下一些呼吸锻炼方法。

1) 鼻呼吸训练　用鼻吸气,经口呼气,呼吸要缓慢均匀,切
勿用力呼气。吸气时腹肌放松,腹部鼓起;呼气时腹肌收缩,腹
部下陷。呼与吸时间比例为(2～3):1,每分钟 10 次左右,练习
数次后可稍事休息。每日训练 2 次,每次 10～15 分钟。

2) 腹式呼吸训练　让患者做深而慢的腹式呼吸,通过腹肌
的主动舒张与收缩加强腹肌训练。可使呼吸阻力减低,肺泡通
气量增加,提高呼吸效率。

3) 缩唇呼气训练　呼气时将口唇缩成吹笛子状,气体经缩
窄的口唇缓慢呼出,称缩唇呼气。其作用是提高支气管内压,防
止呼气时小气道过早陷闭,以利肺泡气体排出。

缩唇呼吸和腹式呼吸最好同时进行,即吸气时尽量鼓腹,呼
气时缩唇并尽量内收腹肌,吸气时尽量延长,缩短呼气时间,训
练的时间和次数由患者自己掌握,开始时以每日 2～3 次为宜,
以免出现不适,以后逐渐增加次数,最后达到每日 5 次,每次3～
10 分钟。练习时应结合不同的姿势和呼吸法。

姿势:分为立式、坐式、卧式。

立式:双脚站立,自然平分约与肩宽同,膝关节屈不过脚尖
以便站立更稳。坐式:取与坐高相同的木凳,平坐,双大腿微分
开与肩宽同,大小腿成 90°,大腿 2/3 着凳、1/3 离凳,臀部不靠

椅背,让胸活动自如,略含胸,腰直而不挺。

卧式:①仰卧式:用适度高的枕平卧,双足略向外分开,双臂微张或上臂外展,前臂半放在头的双侧,与上臂成 90°。②侧卧式:左或右侧身带枕卧,靠床的上肢前臂略向前伸,上臂向上举放于枕上头的前方,另一上臂微弯曲搭在上方的体侧,靠床的下肢微弯,与膝关节呈 120°,另一下肢轻轻伸直放在其上,其膝关节刚好位于下面下肢。上述各姿势均是全身放松,头微低,下颌微收,双手松拳,下颌关节松弛。姿势摆好后,全身松弛在自然自在的感觉中,思想放松,不思考任何事,不注意外界的声音、光亮。为达到"静",可以闭目,默想数数,随呼吸数数或只意念"呼-吸"、"呼-吸"等。

呼吸法:分为静思呼吸法、缩唇呼气呼吸法、猛力吹气呼吸法、屏气呼吸法。

静思呼吸法:平静悠长呼吸,有如春风拂杨柳,不刻意地做深呼吸,任其安静自然,均匀悠长地吸气、呼气。

缩唇呼气呼吸法:吸气时慢而深长,呼气时双唇微收缩,让呼出的气体遇到一定阻力。

猛力吹气呼吸法:张开双臂同时深长吸气,然后猛力呼气。双手交抱臂膀,头微低,口张开作发"呵"音状,让气体迅速顺利地排出。意想猛烈的飓风摧枯拉朽,扫荡体内污浊痰垢,迅速呵气后继续尽力补呼气,使肺内气体尽可能减少,呈"吸"→"呵"→"哈"。

屏气呼吸法:双手按于同侧肋部,做悠长的深吸气,屏气 1 秒钟,突然声门放松让肺内气体自然喷发呼出;同时双手由上向内下方按压胸部,自然落下。

4. 食疗养生方

肺气肿患者一年四季均可进补,但以冬季最为适宜,因为机体在冬天消耗较少,进补后容易吸收和收藏。平时也可以进行食补,常见方法如下。

（1）蛤蚧炖子鸡

蛤蚧 1 对,童子鸡 1 只(约 750 克)。将蛤蚧、童子鸡同放入锅内,加水和少许盐、葱炖服,连汤食之。适用于肺脾肾俱亏损、稍动就气急的患者。

（2）白果花生大枣方

白果 30 克,花生米 30 克,大枣 30 克,冰糖适量。将白果(去净绿胚)、花生米、大枣、冰糖加水炖服。每日 1 次。功能润肺止咳、平喘和胃。适用于气喘日久的患者。

（3）松桃饮

松子 30 克,胡桃肉 30 克,蜂蜜 15 克。将松子、胡桃肉用沸水烫去衣,研碎后加蜂蜜和匀,沸水冲服。功能补肾纳气、润肺止咳。适用于肺气肿气虚气短者。

（4）猪肺桔梗汤

猪肺 150 克,桔梗 9 克,紫菀 6 克。将猪肺切成小块,加桔梗、紫菀同炖,炖烂后即可食用。若痰多加杏仁 9 枚;若有潮热症状,可加花旗参 3 克。功能补肺润肺止咳。适用于肺气肿咳嗽痰多者。

（5）桂圆山药炖甲鱼

山药 30 克,桂圆肉 30 克,甲鱼 1 只(约 500 克)。甲鱼宰杀洗净,山药切片,三物放入砂锅内,加清水 1 000 毫升,炖 2 小时,加盐调味后食用。功能滋阴补阳、健脾补肾。适用于肺气肿脾肾气虚、乏力短气、食欲不振、精神不健者。

（6）白参鱼鳔汤

白参 30 克,鱼鳔干 20 克。煮饭时将白参放饭上蒸软切片,鱼鳔隔夜水发洗净。将两物放入锅中,加盐、料酒,隔水炖 2 小时。功能滋阴补肾、养血填精。适用于肺气肿精血不足,消瘦、面色萎黄或黯黑、头发枯槁、短气乏力者。

（7）参芪蒸羊肉

羊肋条肉 500 克,香菇 3～5 个,玉兰片 3 片,党参 30 克,黄芪 15 克,葱、姜、花椒、盐、料酒适量。羊肉切块,焯水,待用。党参、黄芪略洗切片,将羊肉、党参、黄芪与调料一同拌匀,在碗底部将香菇和玉兰片平铺,放入羊肉,将碗倒扣在盘上,放入蒸笼中蒸 1 小时。功能补肺益气。适用于肺气肿体虚容易感冒、容易疲劳者。

第十一章
慢性阻塞性肺病

【疾病概况】

慢性阻塞性肺病(COPD),简称慢阻肺,用一句话来介绍,就是具有呼吸气流阻塞特征的慢性支气管炎或肺气肿,是慢性支气管炎和肺气肿达到一定严重程度的疾病状态。

COPD是一种具有气流受限特征的可以预防和治疗的疾病。其气流受限不完全可逆(即指使用支气管扩张剂后不能完全改善气流的阻塞使之同正常人一样),且呈进行性进展,与肺部对烟雾等有害气体或悬浮颗粒产生的异常炎症反应有关。COPD主要累及肺脏,但可以引起全身的不良反应,主要涉及冠状动脉、骨骼肌、骨关节。本病与吸烟、反复感染、空气污染、粉尘、化学毒物吸入等因素有关。

临床上COPD多由慢性支气管炎和肺气肿发展而来,即在这两种疾病的基础上再出现呼吸道气流受限就是COPD。哮喘反复发作最后也可出现气流受限,最后形成COPD。这些疾病经过规范的治疗和保养得到有效的控制可以不进入COPD阶段。气流受限是通过肺功能检查来确定的,该检查是诊断COPD的金标准,也是COPD严重程度分级的指标(表11-1)。

沪上中医名家养生保健指南丛书

表 11 - 1　COPD 严重程度分级

Ⅰ级(轻度)	$FEV_1/FVC<70\%$,$FEV_1\%\geq80\%$
Ⅱ级(中度)	$FEV_1/FVC<70\%$,$50\%\leq FEV_1\%<80\%$
Ⅲ级(重度)	$FEV_1/FVC<70\%$,$30\%\leq FEV_1\%<50\%$
Ⅳ级(极重度)	$FEV_1/FVC<70\%$,$FEV_1\%<30\%$ 或 $EV_1\%<50\%$合并慢性呼吸衰竭

COPD 的形成和发展一般有一个漫长的发展和演变过程,而且是一个不可逆的过程,肺功能损害了不可能完全恢复。体现在临床症状上就是呼吸困难逐渐加重。大多数情况下患者在反复咳嗽、咯痰的基础上产生轻微的、偶尔的呼吸困难,感觉气短、气促,尤其是快走、登楼时明显,但经过休息可以缓解。随着病情的进展,呼吸困难越来越明显,持续时间越来越长,最终一动不动时也会有明显的气短、气促症状,使患者的活动能力受限,生活质量下降,预后不良。COPD 还可以导致全身不良效应,如冠心病、心功能不全、骨骼肌萎缩、消瘦、骨质疏松、精神抑郁、焦虑等。因此,它已成为继肿瘤、心血管疾病之后的又一个重要的致死性疾病,受到世界卫生组织的高度重视。为此,中华医学会专门制定了诊断防治该病的指南。

中医学认为,COPD 属于"喘证"、"肺胀"的范畴,多因先天禀赋不足,或久病咳喘,迁延失治,以致肺、脾、肾三脏气虚;正气亏虚,卫外不固故易为外邪所侵,气虚推动无力,津液输布失常则痰浊内生,行血无力则瘀血阻络,痰浊、瘀血蕴结,每因外邪引动伏邪,气机壅塞,肺气上逆而致咳喘反复发作。中医治疗 COPD 首先分清虚实邪正,"未发以扶正气为主,既发以攻邪气为急","急则治其标,缓则治其本"。而中医治疗的长处在于增强患者体质,提高患者对气候变化等诱发因素的耐受力,避免急性发作导致疾病加重恶化,巩固疗效,延长重症患者的生存期。

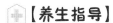**【养生指导】**

COPD 发病前的调养主要是针对导致该病的原发疾病,如慢性支气管炎、哮喘、肺气肿等慢性肺部疾病的治疗和养生保健,可以参考本书相关章节。本章针对已进入 COPD 阶段的疾病特点,分别从一般性和针对性养护两方面介绍。

一、一般性养护

1. 早发现,早诊断,早治疗

早期发现、早期诊断是 COPD 早期综合干预的最基本、最关键原则。尤其是患有慢性肺病的患者,当出现呼吸困难时尤其要警惕,应及时检查肺功能,明确是否存在气流受限。不要因为早期呼吸困难症状轻微或缓解了而不重视。有长期吸烟史或接触烟尘、化学污染物的人群,建议定期呼吸科随访肺功能。

2. 戒烟避尘

COPD 的气道炎症主要是烟雾、刺激性的粉尘、大气污染中的有毒有害颗粒沉积在气道引起的炎症反应。所以,即使已进入不可逆的肺功能损害阶段,仍应坚决戒烟,避免接触环境中的污染物。这样虽不能逆转病情,但还是能延缓肺功能损害的速度,对疾病的防治同样具有重要的、药物不可替代的作用。

3. 防寒保暖

COPD 患者体质本来就较虚弱,容易受寒着凉而引起呼吸系统感染,而感染又是引发 COPD 急性加重的最常见原因。所以平时生活中应注意保暖防寒,以有效预防呼吸道感染,从而降低 COPD 的急性发病次数。

4. 调节心理,增强信心

COPD 患者长期受疾病折磨,病情反复发作,迁延不愈且进行性加重,自理能力逐渐丧失、行动受限,常常对治疗失去信心,表现为失望、抑郁、焦虑、烦躁等负性心理反应。更有一些患者

沪上中医名家养生保健指南丛书

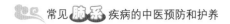
易冲动,过于敏感。这要求医护人员和家属应及时了解患者的心理状态,做好耐心解释和安慰工作,尽量减轻患者的焦虑和恐惧心理。让患者了解 COPD 的发病原因、常见症状和防治知识,根据其心理变化,采取不同的措施,鼓励患者用乐观的态度、愉快的情绪去克服各种困难,积极配合治疗,争取获得最好的疗效。

二、针对性养护

1. 正确认识自己的病情

现已认识到 COPD 是一种累及全身多个系统的疾病,所以不是一个单纯的指标就能评价患者状态,需要综合全面评估,一般可从以下几个方面评估。

(1) 体质指数

计算公式:

$$体质指数(BMI) = 体重(kg) \div 身高(m)^2$$

男性的正常值为 20～25,女性为 19～24。COPD 患者体质指数略高一些较好。因为研究发现,体质指数低的患者其生存期明显较体质指数高者短。因此,COPD 患者应保持一定的体重,不能太瘦。当然过度肥胖加重心肺负担也对疾病不利。

(2) 气流阻塞程度

这需要肺功能检查来确定。一般主要通过用力肺活量(FVC)和第 1 秒用力呼吸容积($FEV_{1.0}$)来判断。这两个指标都是在深吸气(吸足空气)后用最大的力气呼气时测得的数据。$FEV_{1.0}/FVC < 70\%$ 即可认为有气流阻塞,而 $FEV_{1.0}$ 实际测得值与预计值(预计值是通过性别、年龄、身高、体重测算出来的)的比值是判断阻塞程度的指标,越低说明阻塞程序越严重。

(3) 呼吸困难程度

主要借助各种量表来评判,这里介绍 MRC 呼吸困难分级量表。该量表将呼吸困难分为 5 级。1 级:除剧烈运动外,一般不感到呼吸困难;2 级:平地急行时气短或上坡时气短;3 级:因气短平地行走时慢于同龄人或以自己的步速平地行走时必须停下来喘气;4 级:平地行走 100 米或数分钟即有气短;5 级:因气短而不能离开房间。其中 1 级为轻度,2 级为中度,3～5 级为重度。

(4) 运动能力

主要凭借 6 分钟步行试验来评价。6 分钟步行试验应该在室内进行,沿着一条封闭的、长而直的平坦走廊进行,需要硬质地面。如果天气适宜,也可以在室外进行。步行路线应 30 米长,每 3 米处要有标记。折返处应有锥形标志(如同红橙色相交的交通阻拦物)。开始前告知患者:将在这个走廊上来回步行,6 分钟的时间比较长,所以在步行时要尽力去做。可能会感到气喘吁吁或筋疲力尽,必要时可以放慢速度、停下来和休息。可以靠着墙休息,但应争取尽快继续试验。

研究显示,6 分钟步行试验健康男性约为 580 米,健康女性约为 500 米,而稳定期重度 COPD 患者一般只有 30～70 米。但有效的治疗可以增加 6 分钟步行试验的距离。

2. 合理营养,科学饮食

COPD 患者肺、脾、肾三脏俱虚,失于运化,日久则水谷精微化源不足,故饮食宜清淡易消化,同时富含营养,避免过度饱食,忌生冷、辛辣、肥甘。营养支持也是 COPD 治疗的重要环节。由于患者进食减少,消耗增加,营养物质消化吸收障碍等原因,常发生营养不良,它是影响患者健康状况、疾病预后的决定因素之一,由此可引起呼吸肌疲劳,免疫系统功能减退,且随着营养不良程度加重,患者的病情会逐渐加重。所以,COPD 患者加强营养至关重要,应指导患者少食多餐,细嚼慢咽,避免加重喘憋。多食高蛋白、丰富维生素、易消化的食物,多食蔬菜、水果。避免高能量饮食和过多高糖类饮食(主要是粮食等含淀粉和糖分较高的食物),以免产生过多二氧化碳加重肺脏的负担。保证足够

沪上中医名家养生保健指南丛书

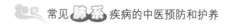

的饮水量,少量多次饮水,每日饮水量在 1 500 毫升以上,以稀释痰液利于排出,并控制钠盐的摄入。COPD 患者饮食宜忌可参考慢性支气管炎、哮喘等章节。

3. 氧疗

长期家庭氧疗是 COPD 缓解期治疗的一场革命,它能明显改善 COPD 患者的肺功能,延长生存时间。家庭氧疗对 COPD 的疗效取决于两个方面:①每日吸氧时间应在 12～15 小时以上;②坚持氧疗 1 年以上才能显示明显疗效。具体方法详见"间质性肺病"篇。

4. 中西医治疗

(1) 急性加重期

急性加重期是指患者出现超越日常状况的持续恶化,并需改变基础 COPD 的常规用药。稳定期则指患者咳嗽、咯痰、气短等症状稳定或症状轻微。COPD 急性加重对肺功能的损害非常严重,所以必须尽早、有效控制炎症,改善通气,缓解症状。西医药物治疗以糖皮质激素抗炎为主,配合支气管扩张剂和祛痰剂。如遇有发热、痰多色黄或脓性,还需加用抗生素。如二氧化碳潴留严重或呼吸肌疲劳明显,还需呼吸机辅助通气治疗。中医在急性加重期的介入使患者症状改善更为快速、显著。平喘可以选用宣肺的小青龙汤、射干麻黄汤、厚朴麻黄汤,肃肺可以选用苏子降气汤、桑白皮汤,也可选用宣肃并用的定喘汤。在化痰方面中医药的优势更加明显,可选用清金化痰丸、小陷胸汤、皂荚丸等。有痰火或兼有发热者,蒲公英、紫花地丁、半枝莲、蛇舌草等清热解毒药物可随证加减。

(2) 稳定期

稳定期西医治疗主要是使用长效支气管扩张剂改善气道阻塞。中医治疗原则为扶正固本,通过对肺、脾、肾等脏腑的调补达到益肺固表、健脾补气、温肾纳气的功效,进一步缓解症状,减少急性加重。益肺固表可选用玉屏风类制剂;健脾补气可选用四君子合剂、黄芪颗粒等;温肾纳气可选用金匮肾气丸、右归丸、济生肾气丸等药物,还可选用人参蛤蚧散或冬虫夏草人工菌丝制剂。但是稳定期并非没有症状,而是仍有咳、痰、喘的症状,中医认为这一时期为虚实夹杂,所以不能一味补养,仍需适当配合平喘、化痰、止咳类药物,如金荞麦片、利肺片、十味龙胆花颗粒等兼顾邪实。

稳定期的患者还可以在冬季和夏季接受冬令进补和冬病夏治等中医特色疗法(具体方法详见"哮喘"篇)。经过多年临床应用证实,凡经连续数载冬病夏治与冬令调治,平时注意调摄,能稳定病情,减少 COPD 的急性发作,延缓病情的发展。

5. 肺康复

由于 COPD 是一种慢性进展性的疾病,需要医患双方长期关注,而不是一两次门诊和住院治疗就能够解决所有问题。而且 COPD 对患者生理和心理都有负面影响。此外,由于活动受限导致的社会活动缺乏,患者与社会的融合也产生障碍。所以这是一个需要长期治疗的疾病。正是基于上述认识,提出了肺康复的概念。实践表明,肺康复的实施可以改善症状,增强患者治疗信心,改善呼吸功能和运动能力,提高生活质量。

肺康复是一种涵盖多种措施的综合治疗体系,不是我们想象中的单纯的呼吸锻炼或运动,它包括心理辅导、氧疗、药物治疗、气雾剂吸入治疗、营养支持、有效咳嗽排痰指导、呼吸锻炼和全身运动。这里主要介绍呼吸锻炼和全身运动,其他内容已在本章及慢性支气管炎、肺气肿等章节中介绍,可参考。

(1) 呼吸锻炼

通过呼吸训练使患者避免快速浅表的呼吸以改善气道过早塌陷、气体潴留、分布不均、呼吸肌疲劳等呼吸生理的异常,缓解呼吸困难,改善氧合。呼吸训练方法包括腹式呼吸和缩唇呼吸训练方法,具体操作要领可见"肺气肿"。此外,练习六字诀和回春功对改善呼吸能力也有较大的帮助。

沪上中医名家养生保健指南丛书

回春功是传承全真道华山派的一套疗效显著的气功功法，最早源于金元时期，至今已有近 800 年历史。其中"吐故纳新（服气功）"这段功法对 COPD 肺功能的康复帮助较大。具体练习如下。

1）虚静呼吸　面南而立，两脚分开，与肩同宽；两臂下垂；全身表里自然放松，头部端正，颈项舒直，双唇轻闭，下颌微收，目光内敛，神态自然。

2）弯腰屈膝　徐徐呼气，同时腰（命门穴）向后、向下，屈膝，上体后坐下落，两臂自然下垂，合谷穴向前。

3）耸肩、举踵、吸气　双肩缓缓上耸，两脚脚跟徐徐上提，小腹微鼓（顺腹式呼吸），头稍稍上抬，颈轻松上伸，胸廓舒适微扩展；随着缓慢引体舒展向上的同时，深细轻悠地以鼻缓缓吸气，随着吸气渐渐深入，两肩缓缓向后画圆弧，全身呈比较饱满的姿态。

4）落肩、松体、呼气　两肩向后稍呈圆弧后即徐徐下落，两脚跟慢慢放下，肢体松弛，头微微前倾，腰前弯（臀部后坐），两膝微屈，两肩自然下垂于身旁，随着肢体舒徐下运的同时，细慢轻悠地以口徐徐呼气。吐故纳新以一呼一吸为一息，共做 6 息。最后回复自然站立，自然呼吸（图 11－1）。

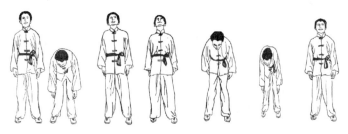

图 11－1　吐故纳新示意图

六字诀，又称六字气诀，是一种以呼吸吐纳为主要手段的传统健身方法。现存最早的六字诀文献记载见于南北朝时期梁代陶弘景(道教茅山派代表人之一,著名的中医学家)的《养性延命录》。《养性延命录·服气疗病篇》中记载:"纳气有一,吐气有六。纳气一者,谓吸也;吐气六者,谓吹、呼、唏、呵、嘘、呬,皆出气也……委曲治病。吹以去热,呼以去风,唏以去烦,呵以下气,嘘以散寒,呬以解极。"

具体练习要领:六字诀是一种吐纳法,通过呬(xia,第一声)、呵、呼、嘘、吹、唏六个字的不同发音口型,唇齿喉舌的用力不同,以牵动不动的脏腑经络气血的运行。练习前先两足开立,与肩同宽,头正颈直,含胸拔背,松腰松胯,双膝微屈,全身放松,呼吸自然。顺腹式呼吸,先呼后吸,呼气时读字,同时提肛缩肾,体重移至足跟。调息:每个字读6遍后,调息1次,以稍事休息,恢复自然。

(2)运动

1)运动方式 应从最简单,对体能要求最低的运动项目开始,如步行。步行是最有效、最简单的锻炼方式,适合于所有尚未丧失活动能力的COPD患者。其他如种花、养鱼、制作盆景对COPD患者来说也可以算作一种"运动",而且还可怡情养性,一举两得。体能稍好一点的患者还可进行太极拳、八段锦、登楼梯、骑自行车等运动项目。有人让COPD患者练习太极拳,发现太极拳对改善患者的呼吸功能和全身状况是非常有益处的。对于大多数COPD患者,24式简化太极拳动作难度不大,强度也较低,比较适宜,老年人体力、记忆力较差,也可以选择其中的几式或几个动作进行锻炼,不一定要完整的一套练习。COPD早期,肺功能损害轻微、活动能力尚接近正常人的患者可选择游泳、慢跑一类的运动。此外,还需有意识地增加上肢活动,因为上肢活动其实比下肢活动需要更多的通气量,很多COPD患者反映日常生活中涉及上肢的动作,如穿衣、够高处的东西时也觉得比走路更加容易感到呼吸困难。所以平时应适当练习抬臂、举重物、扔球等上肢运动。

2）运动强度　　COPD 患者合理控制自己的运动强度是运动锻炼中很重要的一个问题，此即通常所说的"度"。运动强度太低，达不到提高呼吸功能、提高活动耐力的目的；运动强度太大，有容易引发心肺功能不全加重的风险。那么，如何掌握这个"度"呢？一般可以根据心率来判断运动是否已经达到目的，可用以下公式：

$$THR = 0.6(PHR - RHR) + RHR$$

公式中 PHR 指最高心率，是最大运动应激试验测得的最高心率，通常是通过 6 分钟步行试验能够达到的最高心率。RHR 指静息心率，即没有任何活动时测得的心率。THR 指目标心率，即运动锻炼时应达到的心率。如患者安静时心率为每分钟 90 次，6 分钟步行试验心率可达到每分钟 150 次，那么

$$(150 - 90) \times 0.6 + 90 = 126$$

运动后心率达到每分钟 120～130 次，既达到锻炼目的，又可保证患者的安全。这样的控制方法比较客观，容易判断。但是对肺功能损害较明显、呼吸困难较严重的患者来说，这样的判定办法就不太合适，误差较大，通常算出来的目标心率偏高，患者不易达到，而达到时已有很明显的呼吸困难。所以对于这部分患者，可以用"安全达到呼吸困难或费力感觉"来判定运动强度。即运动后达到有呼吸困难或吃力的感觉，但还在可以耐受的范围内，而且经过自然的休息可以恢复的程度。

3）运动时间和频率　　一开始，尤其是肺功能较差、活动能力受限明显的患者，只需几分钟就可以了。如能坚持下来，则可慢慢地增加，最后达到每次 20～30 分钟，甚至更长，每周 3～4 次。

6. 食疗养生方

（1）莱菔子粥

莱菔子（萝卜子）末 15 克，粳米 100 克。两味同煮粥，早晚餐

温热服之,每日 1 剂。有化痰平喘、行气消食之功。可治 COPD。

(2) 贝母粥

具有化痰止咳、清热散结的功效。治疗 COPD。材料、做法见"肺炎篇"。

(3) 柚子皮百合蜜

柚子约 500 克(去肉留皮),百合 60 克,白糖 150 克。三物加水 500 毫升,煮 2～3 小时。每日服 1 次,分 3 次服完。每服 3 个柚子为 1 个疗程。服用本方期间,禁食油菜、萝卜、鱼虾。能补脾虚、清肺热、消痰涎,可治疗久咳、痰多的 COPD 患者。

(4) 五味子浸蛋

五味子 125 克,加水煮 30 分钟,冷却,用鸡蛋 10 枚放入浸泡,10 日后,每晨取出 1 枚,糖水或热黄酒冲服。能补肺纳气,治疗 COPD 久咳。

(5) 燕窝炖白及

燕窝、白及各 18 克,慢火炖极烂,过滤去渣,加冰糖适量,再炖至溶化。每日早晚各服 1 次。能养阴补肺纳气、化痰止咳。治疗 COPD 虚喘者。

(6) 川贝燕窝梨

白梨 1 个(去核心),燕窝 3 克,川贝母 6 克,冰糖 3 克。后三味放入梨内扎紧,放碗中,隔水蒸熟食用,每日 1 剂。能补肺养阴,止咳化痰。

(7) 核桃萝卜糕

核桃仁 50 克,萝卜子 10 克,冰糖 10 克。核桃仁、萝卜籽研粉和匀,冰糖先熬化,再加入上药拌匀,制成糖块,每日时时含化。本方补肾平喘。适用于肾虚久喘。此类 COPD 患者咳喘日久,气短息促而难以接续,动则尤甚,伴有咳嗽咯痰、腰膝酸软、脉微细。

(8) 芝麻核桃糕

黑芝麻 500 克,核桃仁 500 克,麦芽糖 500 克。黑芝麻、核

沪上中医名家养生保健指南丛书

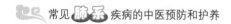

桃仁炒熟,放入粉碎机中粉碎,麦芽糖溶化后将芝麻、核桃拌入,制成糖块。每日食用 50 克。功能补肾纳气。适用于 COPD 肾虚,喘促,活动后尤其明显者。

(9) 黄芪苓术炖乳鸽

黄芪 30 克,白术 20 克,茯苓 30 克,乳鸽(未换毛的幼鸽)1只。将乳鸽宰杀,去毛和内脏,放入炖盅内,加适量水,再入黄芪、白术、茯苓(洗净),置于蒸锅内,隔水炖熟,加少许食盐,味精。在正餐时食用,每日 1 次。本方益肺止喘。适用于 COPD 肺虚,喘促,气短不足以息,少气乏力。

(10) 参芪大枣汤

党参 10 克,黄芪 9 克,白术 12 克,茯苓 10 克,甘草、半夏各6 克,陈皮 12 克,苏子、莱菔子各 9 克,白芥子 12 克,大枣 10 枚。将大枣、陈皮除外,其余各药熬汤,除药渣,用其汤煮大枣和陈皮,开锅 10 分钟后,吃大枣,喝汤,去陈皮。本方健脾益气、化痰平喘。适用于 COPD 脾虚,喘促,气短不足以息,语言无力,痰多质稀,四肢倦怠,食少腹胀,大便稀溏。

(11) 人参胎盘方

白参 60 克,干胎盘 1 具。两味药均磨成细粉,装入胶囊,每日服用 2 次,每次 2～3 粒。也可以用开水送服,每次 3 克,每日2 次。功能补肺纳气。适用于肺气肿肺肾两虚,短气乏力,动则气促,易疲劳、易感冒者。

第十二章
慢性肺源性心脏病

✚【疾病概况】

　　慢性肺源性心脏病(简称肺心病)是由于肺组织、肺血管或胸廓的慢性病变引起肺组织结构和(或)功能异常,产生肺血管阻力增加,肺动脉压力增高,使右室扩张和(或)肥厚,而出现右心衰竭的心脏病,是多种肺部慢性疾病发展的结果。其中,慢性阻塞性肺病发展到后期通常出现肺心病,临床最多见。肺心病可急性发作,以冬、春季多见,是一种严重危害老年人健康的常见病、多发病,应积极进行防治。

　　本病病程进展缓慢,可分为代偿与失代偿两个阶段,但界限有时不清楚。代偿期主要为原有肺、胸廓疾病的症状和体征,并逐渐出现肺、右心衰竭的征象,表现为气促、呼吸困难、心悸、发绀、肝大、下肢水肿等。并发急性呼吸道感染常可诱发呼吸衰竭。功能失代偿期肺组织损害严重引起缺氧、二氧化碳潴留,可导致呼吸和(或)心力衰竭。由于肺组织严重损伤导致缺氧和二氧化碳潴留,严重者出现头痛、烦躁、抽搐、嗜睡,甚至昏迷等精神障碍和神经系统症状,称为肺性脑病。肺性脑病是肺心病的首要死因。此外,由于肺心病是以心、肺病变为基础的多脏器受损害的疾病,因此在重症患者中可有肾功能不全、弥散性血管内凝血、肝功能损害等并发症。

　　中医学认为,"肺胀而咳,或左或右不得眠,此痰挟瘀血碍气

沪上中医名家养生保健指南丛书

而病"。本病的发生,多因久病肺虚,痰浊潴留。肺与心脉相通,肺气辅佐心脏运行血液,肺虚则血运不畅,久则病及于心,使痰浊水饮与瘀血互为影响,每因再感外邪诱使病情发作加剧。

【养生指导】

一、一般保健原则

1. 积极防治呼吸道疾病

肺心病急性发作多因上呼吸道感染而诱发。因此,凡有肺心病或慢性支气管炎的患者,都应严防上呼吸道感染。平时要加强锻炼,多到户外空气新鲜的环境中做运动,增加肺活量,增强机体免疫力,同时注意御寒,防冷空气刺激。出现呼吸道感染症状时,应合理应用抗生素,做到及时、联合、足量、足疗程。

2. 保持呼吸道通畅

通气障碍是肺心病加重的主要因素,因此设法保持呼吸道通畅就变得很重要。痰咳不出时,就会加重呼吸道阻塞。湿化或雾化吸入有利于湿润呼吸道,稀释痰液,以利咳出。肌内注射糜蛋白酶等可分解痰中粘蛋白,从而达到稀释痰液的作用。体弱衰竭而无力咯痰的老年患者或咳嗽反射消失的重患者,应勤翻身、拍背、辅助痰液排出,保持呼吸道通畅。

3. 家庭吸氧治疗

肺心病患者的主要矛盾是气体交换障碍、全身缺氧和碳酸蓄积。所以,吸氧是自始至终的治疗措施。肺心病加重期的氧疗原则是:长期、持续、低浓度,并加温、湿化吸氧。长期氧疗的目的是纠正低氧血症,提高患者生存率,改善生活质量,预防肺心病和右心衰竭的发生,以及减少医疗费用包括住院次数和住院天数,还可使肺心病死亡率由60%降至20%。具体操作方法和注意点详见"间质性肺病"篇。

4. 减轻心脏负担

有 25%～70% 的患者发生心力衰竭,这是肺心病死亡的重要原因。因此,应注意避免增加心脏负担,保护好心脏。首先,患者应多卧床休息;不能平卧的,可取半坐位或前倾坐位,不使患者感觉疲劳;大小便时应尽量减少用力;饮食不可过饱。

5. 加强饮食调养

肺心病患者呼吸所消耗的能量比正常人多 10 倍,加上右心功能不全导致胃肠道血液回流受阻,黏膜水肿,引起食欲减低,吸收不良。多数患者营养不良、免疫力低下,容易发生感染,加重病情。因此,加强肺心病患者的饮食营养十分重要。应给予患者以富含维生素、优质蛋白、易消化的饮食。严重营养不良的患者,应适当静脉输液补充脂肪、多种氨基酸等,或根据病情补充白蛋白、血浆或全血,以增强患者的免疫力。静脉输液时一定要注意速度,不要因为输血、输液过快而加重心脏负担,引起不良后果。另外,忌烟酒及辛辣、生冷、肥甘之品,以免助湿生痰,加重病情。有水肿者应低盐或无盐饮食。

6. 避免拖延住院治疗

肺心病患者一旦病情加重,可出现严重缺氧;而缺氧加重,反过来又可进一步损害心肺功能,引起缺氧和酸中毒进一步发展,形成恶性循环。这时就应及时住院治疗,避免延误病情,甚至威胁生命。目前已有一些有效措施阻断这种恶性循环,如肝素抗凝疗法、去纤维蛋白疗法等都有助于肺心病患者迅速从恶性循环中解脱出来,而这些治疗都是在家庭中无法进行的。

二、发病后养护

平素的调养和护理对肺心病的防治有重要作用,调理得当、护理及时有助于患者减少发病次数,减轻疾病严重程度,延长患者生存年限,从而提高生活质量。

沪上中医名家养生保健指南丛书

1. 饮食保健

保证优质蛋白质的摄入,多食富含蛋白质和维生素的食物,如瘦肉、鱼虾、蛋类、牛奶、鸡肉、鸭肉、豆制品等;多吃新鲜蔬菜和瓜果,如大白菜、橘子、桃、梨等;服用利尿药期间,多吃含钾丰富的食物,如蜂蜜、土豆、新鲜豌豆、鲜蘑菇、牛肉、脱脂奶粉、菠萝、香蕉等;忌食辛辣或刺激性食物,如葱、姜、胡椒、咖喱粉等;忌食能引起腹胀的食物,如薯类等;忌暴饮暴食,以免增加心脏负担;少吃甜食,不吸烟,不饮烈性酒,不喝浓茶和咖啡;有水肿时,应限制摄盐量,如少吃咸鱼、咸菜等。

此外,还可适当服用一些健脾胃、助消化,或调节胃肠道正常菌群的食物或者药物。

2. 常用食疗养生方

(1) 蒲公英银花粥

蒲公英 60 克,金银花 30 克。两味药水煎取汁,以药汁加粳米 100 克煮粥。适用于肺心病咳嗽痰多者。

(2) 蒲公英鱼腥草散

蒲公英 60 克,鱼腥草 40 克,两味药焙干研成细末,用蜂蜜水送服。每日服 3 次,每次 6 克。适用于肺心病咳嗽痰多者。

(3) 大腹皮鲤鱼汤

鲤鱼 500 克,白术 15 克,陈皮、大腹皮各 10 克,生姜皮 3克。将鱼洗净,药物略冲洗后用纱布包裹扎紧,同放入锅内,加水 1 000 毫升,文火炖至烂熟,用盐、酒、葱、姜调味,弃药渣,食鱼肉,饮鱼汤。适用于肺心病下肢水肿者。

(4) 鲤鱼头炖冬瓜

鲤鱼头 1 个、冬瓜(不去皮)100 克。将鲤鱼头去腮,洗净,冬瓜切块,同放入砂锅内,加清水 1 000 毫升,武火煮沸后文火慢炖至鱼肉酥烂即可,食鱼头,饮鱼汤。适用于肺心病下肢水肿者。

(5) 赤豆蒸黑鱼

黑鱼 1 条,赤豆(用高粱酒浸 1 夜)100 克,大蒜头 5 瓣。黑鱼洗净,将赤豆、大蒜头填入鱼腹,隔水蒸2小时,不加盐,淡食。适用于肺心病下肢水肿者。

(6) 人参核桃粉

人参3~6克,核桃5枚。两味药研成细末混合,每次食用时取2勺与藕粉一同调匀服用。有健脾益气、补益肺肾之功。适用于肺心病咳而少气、自汗、乏力、食少纳呆者。

(7) 苡仁猪肺粥

猪肺500克,粳米100克,薏苡仁50克,料酒、葱、姜、味精、食盐适量。将猪肺洗净,加适量水,放入料酒,煮七成熟,捞起,切成丁,同大米、薏苡仁一起入锅内,放清水、葱、姜、食盐、味精等,先武火煮沸,再用文火熬2小时。适用于肺心病肺气虚,经常喘促气急,活动后尤其明显者。

(8) 鹿茸蒸蛋

鹿茸0.5克(研细末),鸡蛋2枚。鸡蛋敲破,倾入碗中,放入鹿茸及盐、胡椒粉,一并调匀,蒸熟食。适用于肺心病体弱阳虚,夜尿多,手足欠温,血压偏低者。

(9) 人参鹿茸鸡肉汤

母鸡1只,红参(或高丽参)12克,鹿茸30克。取母鸡洗净,人参切片。全部材料放入炖盅内,加开水适量,加盖,隔水慢火炖3小时,汤成可供饮用。适用于肺心病体弱阳虚者。

(10) 莲子炖猪心

猪心400克,莲子30克,小麦30克,大葱、姜、盐、料酒适量。莲子、小麦、猪心洗净。猪心切片,葱切段,姜切片。将莲子、小麦用纱布包好,与猪心一起放入容器内,加适量清水。置入蒸锅,隔水蒸4小时,调味即可。适用于肺心病心悸气短者。

3. 药物保健

肺心病代偿期的治疗主要是控制基础疾病的进展,延缓进入失代偿期的进程。失代偿期的治疗主要是使用抗生素积极控制感染,使用化痰药和支气管扩张剂改善气道通畅,合理氧疗,

沪上中医名家养生保健指南丛书

纠正呼吸衰竭。经上述治疗一般可控制右心衰竭症状,如效果不理想可加用利尿剂和强心药,但不作为常规。本病患者应慎用安眠药或镇静剂,以免抑制自主呼吸,加重呼吸衰竭,甚至呼吸停止。

中医学根据本病下肢水肿、心悸、喘促气急,甚则不能平卧的临床特点,认为这是水饮之邪上犯心脏所致,称为"水气凌心"。而引起水饮之邪产生的根源又在与脾肾等与水液代谢有关脏器的阳气不足、功能衰退有关,因此本病的关键病机是阳虚水泛,所以温阳利水法是治疗的核心。

临床症状较严重时可选用真武汤、葶苈大枣泻肺汤、己椒苈黄汤等。其中真武汤是最能体现温阳利水治则的方剂,是治疗肺心病常用的基础方;葶苈大枣泻肺汤侧重于泻肺平喘;己椒苈黄汤侧重于利水。症状明显缓解、病情稳定后,当以温补脾肾为主,可选用金匮肾气丸或右归丸长期服用,冬令季节也可至医院由有经验的医师开具膏方调理。还可以自行服用一些具有温阳作用的中药,如红参、鹿茸等。鹿茸可隔水炖,具体方法为取茸片 5 克,红枣 1 枚,生姜 1 片,米酒少许,装入有盖的杯中,加半杯水,盖严后置锅内隔水炖蒸,水沸后改用文火炖 2~3 小时,冬令时可隔日食 1 次;也可浸酒,具体方法为鹿茸 10~30 克,白酒 1 000 克,将鹿茸与白酒共置入容器中,密封浸泡 7 日以上便可服用,每次饮服 15~20 毫升,每日 2 次。

4. 护理保健

(1) 家人应密切注意患者的意识状态和生命体征

观察心跳、呼吸、脉搏、血压以及神志的变化,如出现神志淡漠、嗜睡、语言障碍等表现,可能发展为肺心病或肺性脑病,说明病情明显加重。

(2) 注意体温和痰液的变化

如有发热、痰量增多、脓性痰,提示有呼吸道感染。长期卧床的老年患者,体质虚弱、无力咳嗽、排痰困难,应协助患者经常改变体位,多翻身、拍背,取坐位或半卧位,必要时采用雾化湿化的方法稀释痰液,使痰液咳出。

（3）备好氧气袋或小型氧气瓶,以备急用。

5. 运动保健

患者应根据个人情况,做一些适当的活动,以提高机体的抗病能力。如清晨散步、打太极拳、做深呼吸运动。可增强体质,锻炼心肺功能,但锻炼时应注意量力而行,避免过分劳累。

（1）呼吸操

取坐位、立位或仰卧位,一手放于前胸,另一手放于腹部,做腹式呼吸。吸气时尽量挺腹,胸部不动;呼气时腹部内陷,尽量将气呼出,呼吸需按节律进行,吸与呼比为 1：2 或 1：3,用鼻吸气,用口呼气,呼气时口唇收拢,作吹口哨样,胸向前倾,要求深吸缓呼,不要用力。每分钟呼吸次数在 7～8 次左右,每日锻炼 2 次,每次 10～20 分钟。本操可增强呼吸肌功能,使膈肌活动增加,加深呼吸幅度,增加通气量,减少肺内气体残留,从而改善通气和换气功能

（2）散步

散步可以使心肌收缩力增强,外周血管扩张,具有增强心功能、降低血压、预防冠心病的效果。对于参加运动时会引起心绞痛的患者,可以改善病情。散步时间因人而异,体力允许或病情处于稳定状态的可坚持 20～30 分钟,每日 1～2 次,或每日走800～2 000 米。身体状况允许者可适当提高步行速度。

（3）太极拳

一般而言,体力较好的患者可练老式太极拳,体力较差者可练简化式太极拳。不能打全套的,可以打半套,体弱和记忆力差的可以只练个别动作,分节练习,不必连贯进行。

沪上中医名家养生保健指南丛书

第十三章
间质性肺病

✚【疾病概况】

间质性肺病是一组肺间质的炎症性疾病。所谓间质是指肺泡上皮细胞基底膜和毛细血管基底膜之间的空隙。其中有弹力纤维、网状纤维和基质。细胞成分有成纤维细胞、白细胞和吞噬细胞。实际上间质性肺病还累及肺泡壁、小气道和微血管。本病按病因已明和不明分为两大类。在间质性肺病中,病因不明者占 65%,病因已明者仅占 35%。

正常的肺就像一块海绵,海绵里面的小孔就好比是肺泡,这些孔与孔之间的部分就是肺间质,肺间质的作用是使肺像一块海绵一样,有很好的弹性,肺泡能够储存大量的氧气,保证呼吸自如。间质性肺病最终会导致肺间质纤维化,这时肺会变成一个什么样子呢? 就像干硬的丝瓜瓤,尽管中间也有很多小孔,但是孔与孔之间的肺间质已经变成纤维组织,导致肺不能够有弹性地收放,失去弹性,这就是纤维化了的肺。由于失去弹性,肺泡无法完成气体的交换,于是人就会出现气短、胸闷、咳嗽等症状,最终的结果就是无法呼吸、憋死。一般患者都是在做 X 线肺部检查时发现患上了间质性肺病,此时已经到了病程的中晚期,患者感到明显的呼吸困难、顽固的干咳。此后常因感冒、急性呼吸道感染而诱发和加重,且呈进行性加重。可伴有咯痰、发热、咯血或胸痛。严重者出现呼吸窘迫、憋闷异常、心慌出虚汗、全身乏力、体重减轻、唇甲发绀、手指和脚趾末端粗大如棒槌状，称杵状指(趾)。听诊时可听到一种很特别的声音，让患者做深吸气动作，在两肺下部(背面更加清楚)可听到细小水泡爆裂的声音，医学上叫做"Velcro 啰音"。间质性肺病最大特点是：起病隐袭、进行性加重、最终导致肺心衰竭。本病无法预防、不易早期发现、治疗困难，且进行性损害。

目前临床上缺乏有效的治疗手段。主要使用的药物有糖皮质激素、硫唑嘌呤或环磷酰胺，可以抑制炎症反应和免疫过程，减轻肺泡炎，对处于肺泡炎症阶段的患者有效。其他药物如抗氧化剂(如 N - 乙酰 - L - 半胱氨酸)、锌、维生素、超氧化物歧化酶等也用于治疗肺纤维化。近年来细胞因子拮抗剂如吡非尼酮(TGF - β 抑制剂)也受到关注。肺移植可以作为肺纤维化终末阶段即蜂窝肺阶段的一种治疗方法，但肺移植的 5 年成活率仅为 50%～60%。

迄今为止，间质性肺病仍是一个世界性的难题，患者生存率非常低，5 年生存率不到 50%，10 年生存率不到 10%。

间质性肺病可归属中医学"肺痹"、"肺痿"、"咳嗽"、"喘证"的范畴。本病基本病机为气虚、痰阻、血瘀，并且痰瘀痹阻贯穿始终。病变首先在肺，继则影响脾、肾，后期病及于心。病理因素主要为痰浊、瘀血。病初由于肺体虚损，感受外邪，耗伤津液，津聚为痰，痰浊蕴肺，病久势深，肺气郁滞，血行不畅，肺络瘀阻；亦可因气虚推动无力导致瘀血产生，而成痰瘀互结之证。病理性质多属本虚标实。外感诱发时则偏于邪实，平时偏于本虚。疾病初期，因素体亏虚，外邪犯肺，入里伤络，耗气伤津，邪实本虚；中期病及于脾，痰瘀痹阻，多属虚实夹杂；后期病及于肾、心，气虚及阳，或阴阳两虚，渐成危候。治疗应扶正与祛邪并举，依其标本缓急，有所侧重。标实者，根据病邪的性质，分别采取祛邪宣肺、降气化痰等法。本虚者，当以补肺、滋肾、健脾为主，或气阴兼调，或阴阳两顾。但活血化瘀通络法贯穿疾病治疗的

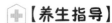

始终。

🏥【养生指导】

一、发病前预防

本病从病因上分可分为特发性和继发性两种。特发性的，即找不出任何原因的间质性肺纤维化。对这部分患者，发病前预防经验甚少。而另一部分为继发性的，即可以找到较明确的原因或继发于其他疾病的间质性肺纤维化。对这部分患者的预防可做到有的放矢，常见的有以下几种情况。

1. 感染

常见的是血行播散型肺结核和病毒性肺炎。最典型的就是我们熟知的 SARS，很多重症 SARS 患者都死于急性肺间质病变，而存活下来的也有不同程度的肺纤维化。应积极控制感染，早发现、早就医。

2. 药物

很多药物可引起肺纤维化，如呋喃妥因、水杨酸偶氮磺胺吡啶、胺碘酮、甲氨蝶呤、秋水仙碱和三环类抗抑郁药等，所以接受上述药物治疗的患者应避免长期服用，如必须长期维持用药，应定期检查肝功能和肺部的胸片或 CT，及早发现肺部异常。

3. 环境、职业因素

如矽肺等与有毒有害粉尘接触有关的职业（详见"矽肺"篇）。

4. 继发于其他疾病的肺部病变

很多非肺脏本身的疾病可累及肺脏产生肺纤维化病变。最常见的是各种结缔组织疾病，如系统性红斑狼疮、类风湿关节炎、干燥综合征等，都可累及肺部。这些疾病的患者更应关注自己肺部的表现，如遇咳嗽，尤其是顽固性的咳嗽，莫名其妙地出现喘促等表现，千万要重视，不要轻易以为是"支气管炎"自行诊断治疗,延误病情。

二、发病后养护

1. 中医药防治优势

目前间质性肺病的西医治疗效果不理想,而中医以通补肺络为大法,以益气养阴、润肺化痰为基础,加用蜈蚣、全蝎、地龙、僵蚕等搜剔络邪的虫类药,在延缓疾病的进展、减轻发作、改善症状等方面取得较好的疗效。

2. 家庭氧疗

氧疗是唯一能提高间质性肺病患者生存率的治疗手段。长期家庭氧疗的主要目的是纠正低氧血症,减少呼吸做功以及减轻心脏负荷,延缓病情进展的速度,提高生活质量。尽管家庭氧疗好处多多,不少患者对家庭氧疗知识的了解还不够,氧疗也很不规范。氧疗的一些具体注意事项如下。

（1）适应人群

在休息状态下呼吸室内空气时,动脉血氧分压（PaO_2）＜70毫米汞柱或动脉血氧饱和度（SaO_2）＜90％的间质性肺病患者。

（2）时间与流量

每日需要吸氧至少 15 小时才能达到治疗目的;另外特别注意的,一定要根据患者动脉血氧分压的情况来控制吸氧流量,太低达不到治疗效果,太高会增加肺性脑病和氧中毒的风险。

（3）卫生用氧

鼻导管一般每日清洗 1 次,通常先使用家庭用的清洁剂洗涤,再用清水洗干净后晾干。湿化瓶每日用清水清洗,湿化瓶冷开水一般每日换 1 次。鼻导管和湿化瓶每周更换 1 次。

（4）安全用氧

压缩氧气筒、液氧灌在使用时要注意远离火源、高温、搬运时要轻拿轻放,防止爆炸。在吸氧的房间要严禁吸烟和使用明火,要做到防火、防热、防油和防震,制氧机至少距离明火 5 米,距离暖气 1 米。

3. 家庭自养

鼓励有效咳嗽、咯痰,配合体位引流、拍背等方法(详见"支气管扩张"、"肺炎"篇),或用冷水洗脸,以提高患者的自养能力,延缓肺功能恶化。

4. 中药防治

防治间质性肺病常用的中药有杏仁、山药、茯苓、白芝麻、百合、白芍、冬虫夏草等,尤其是冬虫夏草越来越受到重视。冬虫夏草首次记载使用是清代吴仪洛《本草丛新》,书中认为冬虫夏草性味甘、温。功能补肺益肾、化痰止咳。可用于久咳虚喘、产后虚弱、阳痿阴冷等"虚"的病症。现代药理学研究发现,其能增加机体免疫能力、抗炎、抗缺氧、止嗽化痰和舒张肺支气管平滑肌。临床研究表明,它可以改善患者通气功能,提高血氧分压,并可降低气道壁胶原组织沉积,抑制、缓解肺纤维化,能提高肺巨噬细胞内酶活性,改善肺部免疫功能。一般可将冬虫夏草研成细粉,或者再灌制成胶囊。每日分 2 次服用,每次服用 0.5克。长期坚持服用,会减缓间质性肺炎肺纤维化的程度。由于冬虫夏草价格昂贵,可采用北虫草或具有冬虫夏草有效成分的人工培养制剂如百令胶囊、金水宝等成药替代。

5. 饮食宜忌

(1) 对某些已知会引起过敏、诱发咳嗽、气喘的食物,应避免食用

所谓忌口就是忌发物。发物一般是指食后能引起旧病复发或新病加重的食物。发物包括的范围很广,因人而异。肺纤维化患者应根据自己的实际情况,合理地忌口,这样既可以避免由饮食不慎而导致咳、喘加重,又可以防止因过于讲究忌口而影响机体对多种营养物质的吸收。

(2) 药食同源同理,多选入肺、脾、肾三经的食物

这些食物可辅助治疗药物更好地到达肺经病变部位。五行

学说中白色入肺经,黄色入脾经,黑色入肾经。因此,适当多吃些白色、黄色、黑色的谷、肉、果菜有一定的帮助。如白萝卜、白菜、椰菜花、洋葱、白木耳、梨、荔枝、核桃、苹果、蜂蜜、甘蔗、小米、黑米、黑豆、黑芝麻、黑枣、黑木耳、乌骨鸡、海带、紫菜、鸭肉以及以脏补脏的猪牛肺等。

(3) 供给优质蛋白、多种维生素及较高比例的糖类

如蛋类、糙米、玉米面、荞麦面和蔬菜等。

(4) 少吃辛辣、煎炸等刺激性油腻食物

平时要吃得清淡,尤其对于肥胖患者,脂肪供给量宜低。吃肉以瘦肉为宜,以达到祛痰湿与适当控制体重的目的。辛辣、煎炸等食物,因容易生痰,导致热助邪胜,邪热郁内而不达,久之可酿成痰热上犯于肺,加重病情。

(5) 重度肺纤维化患者可予软食或半流质

这样可以减轻呼吸急迫所引起的咀嚼和吞咽困难,既有利于消化吸收,又可防止食物反流。

(6) 多饮水

重度肺纤维化患者因张口呼吸、出汗多、饮食少,常致失水,并使痰液黏稠不易咯出,因此及时补充水分、增加液体摄入量,对于纠正或防止失水具有非常重要的意义,要鼓励患者多饮水;如患者不能饮食时,可用静脉补液,这样有利于稀释痰液、促使黏稠痰液排出。如果伴有心力衰竭水肿,饮水要适量。

(7) 忌烟酒、过咸食物

肺纤维化患者多数伴有气道高反应状态,烟、酒和过咸食物的刺激,容易加重咳嗽、气喘等症状。

6. 食疗养生方

(1) 西芹百合牛柳

鲜百合 100 克,西芹 50 克,牛里脊肉 300 克,葱、姜、蒜、料酒、植物油、盐、味精、白糖、酱油、嫩肉粉、湿淀粉各适量。先将百合用手掰成小片状,西芹切片一起焯水,待用;牛里脊肉切柳

叶片,加葱、姜、水、料酒、味精、盐、嫩肉粉、淀粉抓匀上浆;将牛里脊肉下入三四成热油中过油;葱、姜、蒜、煸香,兑少许鲜汤,放盐、味精、白糖勾芡,下百合、西芹、牛柳,淋少许油,翻炒均匀装盘即可。有滋阴润肺、辅助降压的作用。适用于肺间质纤维化证见阴虚燥热伴有高血压者。

（2）百合荸荠雪梨羹

可生津润肺止咳、清心安神,适用于肺间质纤维化证见干咳、燥咳、痰黏不易出。材料、做法详见"肺结核"篇。

（3）银杏炒鸡丁

鲜银杏 100 克,鸡脯肉 250 克,葱、姜、料酒、盐、味精、白糖、湿淀粉、植物油各适量。先将鸡脯肉切成丁,用清水浸泡,沥干水分,用料酒、味精、盐、湿淀粉上浆;将鸡丁、银杏入三四成热油中划油,捞出沥油;葱、姜煸香,兑少许鲜汤、盐、味精、白糖调好味,用湿淀粉勾芡,倒入鸡丁、银杏,淋少许油翻炒均匀,装盘即可。能祛痰止咳、补血填精。适用于肺间质纤维化精亏血虚之证。

（4）枇杷雪梨膏

鲜枇杷叶 15 克,雪梨 1 个,粳米 100 克。将鲜枇杷叶去叶背绒毛,雪梨去核,加粳米和适量水煮粥。具有清肺润肺、化痰止咳的功效。适用于肺间质纤维化咳嗽痰少、咽干咽痒。

（5）百合功劳粥

鲜百合 60 克,鲜十大功劳叶 15 克,粳米 100 克,冰糖 30克。将百合逐瓣剥下,鲜十大功劳叶装入药袋后绑紧袋口,共加适量水,大火煮沸后改小火煮 30 分钟,将药袋取出,入粳米煮至米烂,放入冰糖略煮即可食用。可养阴润肺、清热解毒、止咳消肿。适用于肺纤维化见体虚燥咳、低热盗汗。

（6）白玉粥

鲜玉竹、鲜麦冬、鲜沙参各 15 克,粳米 100 克,冰糖适量。将鲜玉竹,鲜麦冬,鲜沙参洗净切碎,同粳米一起放入适量水煮粥,至米烂汤稠,加入冰糖略煮即可食用。可养阴润肺、生津止咳。适用于肺间质纤维化见肺胃阴伤、燥热咳嗽、舌干少津。咳嗽痰多色白,但胸闷腹胀、口腻食少之痰湿盛者,不宜服用。本品忌用铁器煎熬。

(7) 蜜汁南瓜蒸百合

老南瓜 500 克,鲜百合 150 克,红枣 50 克,冰糖 75 克,蜂蜜 50 克。南瓜削皮切成大片,百合用手掰开洗净,将碗底放入适量百合,上面放南瓜,加少许冰糖、蜂蜜上笼蒸 1 小时,取出南瓜、百合,把原汁倒入锅中,熬至稠浓,南瓜、百合扣入盘中,浇原汁即可。有润肺止咳、清心安神、补中益气的功效。适用于肺间质纤维化气虚、血虚之证。

(8) 麦冬狮子头

鲜麦冬 20 克,杏仁、核桃仁各 20 克,猪肉(肥三瘦七)750 克,葱、姜、料酒、盐、味精、胡椒粉、油菜心各适量。先将肉细切粗斩做成肉馅,加葱花、姜末、盐、味精、料酒、胡椒粉、蛋清、湿淀粉搅拌上浆;取砂锅 1 个,兑适量鲜汤烧开,将调好的肉馅做成大丸子(约 75 克)放入汤中,放入麦冬、杏仁、核桃仁,用中小火炖 2 小时,加油菜心、盐、味精即可。能滋阴润肺、清热生津、益肾平喘。适用于肺间质纤维化肾虚、阴伤、喘促明显者。

(9) 羊脂髓膏

熟羊脂 250 克,熟羊髓 250 克,白沙蜜 250 克,生姜汁 50 克,生地黄汁 250 克。上述 5 味,先煎羊脂,直至沸腾;下羊髓,再至沸腾;下白沙蜜、地黄汁、生姜汁,该过程中不停地搅拌,微火熬数次沸腾成为膏状。每日空腹,温酒调 1 匙,温水冲服或加入稀粥中服用均可。

7. 呼吸锻炼

间质性肺病的患者,由于呼吸受限,呼吸频率增加,导致呼吸肌工作量增加,患者感到疲劳,降低通气效率。而通过呼吸锻炼,可以提高呼吸效率,缓解呼吸肌疲劳。因此,各种呼吸锻炼

沪上中医名家养生保健指南丛书

对间质性肺病患者相当重要,可根据自身的具体情况选用,持之以恒是关键。

(1) 深呼吸

先慢慢地由鼻孔吸气,使肺的下部充满空气。吸气过程中,由于胸廓向上抬,横膈向下,腹部会慢慢鼓起。然后再继续吸气,使肺的上部也充满空气,这时肋骨部分就会上抬,胸腔扩大,这个过程一般需要 5 秒钟。最后屏住呼吸 5 秒钟。经过一段时间练习,可以将屏气时间增加为 10 秒钟,甚至更多。肺部吸足空气后,再慢慢吐气,肋骨和胸腔渐渐回到原来位置。停顿 1~2 秒钟后,再从头开始,反复 10 分钟。练习时间长了,能成为一种自然的呼吸方式。为验证深呼吸锻炼的效果,可测算每 10 分钟深呼吸的次数,次数逐渐减少说明深呼吸的锻炼有效,呼吸功能改善。

(2) 静呼吸

将右手大拇指按住右鼻孔,慢慢地由左鼻孔深呼吸,有意识地想象空气是朝前额流去的。当肺部空气饱和时,用右手的食指和中指把左鼻孔按住,屏气 10 秒钟再呼出。然后按住左鼻孔重新开始。每边各做 5 次。

(3) 睡眠呼吸

睡前躺在床上,两手平放身体两侧,闭上眼睛开始做深呼吸。慢慢抬起双臂举过头部,紧贴两耳,手指触床头。这一过程约 10 秒钟,双臂同时还原,反复 10 次。此法可助安然入睡。

(4) 运动呼吸

在行走或是慢跑中主动加大呼吸量,慢吸快呼,慢吸时随着吸气将胸廓慢慢拉大,呼出要快。每次锻炼不少于 20 次,每日可若干次。

(5) 缩唇呼吸

是指吸气时用鼻子,呼气时嘴呈缩唇状施加一些抵抗,慢慢呼气的方法。此方法气道内的内压高,能防止气道陷闭,使每次通气量上升,呼吸频率、每分通气量降低。具体方法:吸气时用鼻子;呼气时缩唇轻闭,慢慢轻轻呼出气体。吸气和呼气的比例为 1∶2,慢慢地吸气和呼气比例到达 1∶4 作为目标。

(6) 腹式呼吸

具体方法:首先想象丹田(肚脐下 3 横指的位置)里有一个假想的"小气囊";接着,用鼻子吸气,把吸进去的空气一路从胸部、腹部送下来,一直送到"小气囊"里;此时,小腹会微微凸出,然后再深深吐气,把"小气囊"里的空气全部由鼻子呼出。练习时可以在小腹上放一本书来感觉腹部的起伏。刚开始时,每日练习 50 次,慢慢把腹式呼吸法变成每一天、每一刻的呼吸习惯。

第十四章
矽　肺

✚【疾病概况】

矽肺是一种难治性职业病。由于职业接触,长期吸入大量的含有游离二氧化硅的粉尘并沉积于肺部,这些二氧化硅颗粒进入肺部后可被人体内一种重要的防御细胞——巨噬细胞吞噬,但由于二氧化硅的毒性较大,巨噬细胞吞噬后不能将其彻底解毒,反而被它的毒性损伤而死亡,巨噬细胞死亡后可释放大量的致纤维化因子,导致肺部纤维化。该病起病缓慢,早期无明显症状,以后逐渐发生全身衰弱和呼吸功能减退。以胸闷、胸痛、咳嗽、呼吸困难为常见症状,咳嗽初期以清晨或日间间断性咳嗽为主,后期常有持续性的阵咳,呼吸困难是另一主要表现,可呈现逐渐加重的趋势。矽肺是尘肺中病变进展最快,也是危害我国工人健康最严重的一种疾病。其与中医古籍中清代医案记载的"矿工咳嗽病"、"石匠痨病"、"金石肺"及"挖煤工痨病"较为近似。具有进行性,一经发生,即使脱离矽尘作业,仍可继续发展。中、晚期可并发肺结核、自发性气胸与肺心病等,此时患者肺功能和免疫功能低下,在秋、冬季极易诱发肺、支气管感染,使矽肺病变恶化,病情加重甚至死亡。目前,治疗矽肺的西药主要是克矽平、粉防己碱(汉防己甲素)等,但疗效很有限;洗肺可治疗早期矽肺,但费用昂贵。中医药方法简便、相对价廉,又有缓解病情的效果,适用于矽肺患者长期治疗。

矽肺属于中医学"胸痹"、"咳嗽"、"喘证"、"肺痿"等范畴。中医学认为,矽肺是因粉尘毒物即邪毒侵犯人体,浊气壅塞胸中,肺气不宣,肺络阻塞,瘀滞凝积成结节。长期毒物吸入导致机体阴阳平衡失调,脏腑功能紊乱,气血不和。肺失宣降,肝失疏泄,肾不纳气,脾失健运,聚湿生痰,心阳不振,气机不畅而诸证产生。游离二氧化硅属金石燥烈之品,郁于肺内可灼液为痰,又可化热伤阴。肺为气之主,肾为气之根,喘咳迁延日久必损及于肾,肾精亏虚无以化生元气,气根不固则气难于归根,咳喘更甚,呼吸困难。矽肺可分虚实,矽肺属实者,是肺气不宣、肝郁气滞血瘀;矽肺属虚者,多由于心、肺、脾、肾气血不足。在临床上实证日久气血耗伤可导致虚证,虚证中可夹杂实证,本虚标实。

✚【养生指导】

一、发病前预防

患者都有密切的矽尘接触史及详细的职业史,如长期接触各种金属、煤粉、耐火材料、石粉、水泥、玻璃、陶瓷等。根据《中华人民共和国职业病防治法》第三章第二十条的规定,应建立、健全职业卫生管理制度和操作规程,采取积极有效的防尘降尘措施,以确保粉尘浓度控制在国家最高容许浓度之内。企业应采取的防尘措施可归纳为"宣、革、水、密、风、护、管、查"这 8 个字。

宣：做好宣传教育,使防尘工作成为职工的自觉行动;

革：生产工艺技术革新,是消除尘肺的根本措施;

水：湿式作业;

密：把生产性粉尘的发生源密闭起来;

风：利用通风达到除尘的目的;

护：采取个人防护措施,注意使用防尘口罩;

管：加强技术管理、建立必要的防尘制度;

查：对接触粉尘的职工定期进行健康检查,加强工矿区结核病的防治工作,对结核菌素阴性者接种卡介苗,阳性者预防性抗结核化疗,以降低矽肺合并结核的发病。对作业环境的粉尘浓度定期进行测定以及督促检查。

二、发病后养护

1. 采取综合性措施

包括脱离粉尘作业,另行安排适当工作,加强营养和妥善的康复锻炼,以增强体质。预防呼吸道感染和并发症。

2. 饮食宜忌

(1) 宜食食品

萝卜：有化痰热、止咳喘的作用。还能清除矽尘,使之随痰液排出。

枇杷：性凉,味甘酸,能润肺、化痰、止渴。《滇南本草》云："治肺痿劳伤吐血,咳嗽吐痰,哮吼"。矽肺患者咳嗽痰黄稠,气急气喘时宜食。

冬瓜：能利水、消痰、清热、排脓。有助于消除矽尘毒性,预防矽肺形成。

菠菜：食用后可以改善肺部的血液循环,具有开胸顺气、排除矽尘的作用,起到预防矽肺形成的效果。

荸荠：有清热、化痰、消积、生津、止渴的作用。适宜矽肺热痰壅肺、咳嗽气喘、痰黄浓稠者服食。若与海蜇一并煎服,或与萝卜交替食用更好。

海蜇：《随息居饮食谱》说:海蜇"清热消痰,行瘀化积"。这对矽肺咳嗽、气急、胸痛、痰不易出者,食之最宜。《古方选注》中的雪羹汤,"用海蜇1两,荸荠4枚,煎汤服",治疗矽肺阴虚痰热证。

海带：具有消痰、软坚、散结、利水等作用。有助于矽结节软化、排泄及消散,宜常食。

黑木耳：营养丰富，还有滋补、活血、养阴、润燥的作用。木耳中的胶质，因其吸附力强，能够消化纤维，消除毒尘，防止吞噬细胞变性和坏死，防止淋巴管炎，阻止纤维性变化及矽结节形成，适宜矽肺患者经常食用。

白木耳：对于体质虚弱的矽肺患者，或肺虚干咳，或气阴不足、咳喘有痰者，皆宜常食。

梨：有清热、化痰、生津、润燥的作用。《本草纲目》说："梨有治风热，润肺，凉心，消痰，降火，解毒之功"。对矽肺咳嗽、气喘痰多者，食之尤宜。

蘑菇：是一种保健食品，有吸附和排除矽毒的作用。

荠菜：是一种含蛋白质较丰富的野生蔬菜，也有消除尘毒，防止吞噬细胞变性和坏死，吸附和排除矽尘的作用。

花生：性平，味甘。能润肺、和胃、健脾、益气、化痰。矽肺患者，肺虚多痰，食之最宜，既能润肺益气，又可化痰止咳。以煮食为宜。

橘饼：有宽中、下气、化痰、止咳的作用。《随息居饮食谱》载："和中开膈，温肺散寒，治嗽化痰"。矽肺患者宜嚼食橘饼 1 个，每日 2 次。也适宜用橘饼 1～2 枚，同银耳 10～15 克，用小火炖煮烂熟后，加入冰糖适宜，趁热食用，每日 1 次。

豆腐：性凉，味甘，中医认为它有益气、润燥、清热的作用。其他豆制品，如豆浆、豆腐干、百页、豆腐果、豆腐皮、豆腐脑等，矽肺患者食之均宜。

马齿苋：据现代研究，马齿苋有防治矽肺的功能，它可以消除尘毒，防止吞噬细胞变性和坏死，防止淋巴管发炎和阻止其纤维化变性。

大白菜：最近，医学家们认为大白菜对矽肺有辅助治疗作用，矽肺患者可于冬季常食多食大白菜。

猪肺：性平，味甘，有补肺作用，是为"以脏补脏"疗法。《本草纲目》中记载："疗肺虚咳嗽、嗽血"。矽肺多为肺气虚弱，近似

沪上中医名家养生保健指南丛书

肺痿,故宜食之。《证治要诀》中介绍:"治肺虚咳嗽:猪肺1具,切片,麻油炒熟,同粥食"。

燕窝:为性平、味甘的清补食品,能养阴润燥,益气补中。可治虚损、痨瘵、咳嗽痰喘等。正如《本草从新》所言:"大养肺阴,化痰止嗽,补而能清,为调理虚损痨瘵之圣药,一切病之由于肺虚,不能清肃下行者,用此皆可治之"。矽肺患者宜常食之。

此外,矽肺患者还宜吃些牛肉、猪瘦肉、排骨、牛奶、鸡蛋、鸭、乌鱼、鳝鱼、鳗鲡、牡蛎肉、淡菜等高蛋白食品,还宜吃青菜、黄豆芽、番茄、黄瓜、丝瓜、藕、桃、大枣、栗子、甘蔗等蔬菜瓜果;还宜服灵芝、蜂皇浆、红参、西洋参等补益食品。

(2)忌食食品

胡椒:大辛大热食物。元代名医朱丹溪曾说:"胡椒性燥,大伤脾胃肺气,久则气大伤,凡病气疾人,益大其祸也"。矽肺患者肺气不足,切忌食椒。

槟榔:性温,味苦辛,能杀虫破积,伤人正气。正如《本草蒙筌》中所说:"槟榔,久服则损真气,多服则泻至高之气"。久患矽肺者,体质羸弱,元气亏损,切不可多食久食。

香烟:矽肺患者应绝对禁烟。香烟的主要毒性成分为烟碱,又称尼古丁,矽肺患者原本呼吸困难,肺泡氧气交换能力下降,吸烟后由于烟碱的毒性作用可引起黏膜炎症。

杏子:性温热。根据古代医家经验,多食易助热生痰,不利于矽肺患者。《饮食须知》也指出:"多食昏神,令膈热生痰,动宿疾"。民谚中还说:"桃饱人,杏伤人"。所以,矽肺患者忌食。

石榴:能损肺气,如《本经别录》中说:"石榴损人肺,不可多食"。

砂仁:性温,味辛,是一味民间常用的药食兼用的调味品。虽有开胃之功,但辛香燥热,有耗气伤阴,助热上火之弊。矽肺正是一种"气虚肺满"之证,食之弊多利少,切忌多食久食。

此外,矽肺患者还应忌食白酒、大蒜、樱桃和花椒、辣椒、茴香、桂皮等辛辣刺激性食物。

3. 食疗养生方

（1）青榄煲白萝卜汤

选用青榄（又称橄榄、青果）250克，白萝卜1 000克。先将青榄洗净去除杂皮；白萝卜洗净去皮，切块。两者同放砂锅内，煲汤代茶分次饮用。两者配合煮汤则能顺气化痰、润肺利咽，减少粉尘对呼吸道黏膜的刺激和伤害。

（2）南杏仁炖雪梨

选用南杏仁（甜杏仁）10克，鲜雪梨1个，冰糖30克。先用清水洗净南杏仁（皮可去可不去），雪梨去皮、去核，切块。然后将雪梨、南杏仁、冰糖同放入炖盅内，加入适量清水，隔水炖1小时。待温后，食雪梨饮汤。能消痰止咳、润肺利咽。

（3）鱼腥草煲猪肺汤

新鲜鱼腥草60克，鲜猪肺250克。先将鲜猪肺用水洗净，切成小块，再用手挤除泡沫。鲜鱼腥草洗净，去除泥沙杂质。然后将二物放砂锅内，加适量清水煲汤。汤成后，加少许食盐调味，饮汤食猪肺。具有清热止咳、解毒消炎的功效。

4. 中药调养

百合：有润肺燥、补肺气、清肺热、止肺咳的作用。矽肺患者常为痰热壅肺、咳唾痰浊、胸闷气短、烦躁不安，宜用百合煨汤服食。

芦根：性寒，味甘，有清肺热、化热痰、生津止咳的作用。《医学衷中参西录》记载，芦根"其性凉能清肺热，中空能理肺气，而又味甘多液，更善滋养肺阴"。矽肺患者久病肺虚，气阴两伤，咳喘有痰，色黄黏稠者，食之最宜。可单用鲜芦根50～60克，煎水代茶饮；也可用活芦根250克，洗净绞汁饮用。

人参：性温味甘苦，有补气强心的作用，尤其能补肺气脾气。矽肺患者肺气受损，胸闷气短，因此适宜经常少量服用些人参，颇有裨益。其他党参、太子参、西洋参也皆相宜。

黄芪：性温，味甘，有益气补虚强壮作用。《医学衷中参西录》还认为："黄芪，能补气，兼能升气，善治胸中大气（即宗气）下陷"。由此可见肺气不足的矽肺患者，常食颇宜。

冬虫夏草：是一味平补阴阳的名贵药材。中医认为它能壮命门之火，益精髓，补肺气，化痰止咳喘，疗虚损，这些作用对于矽肺患者大有裨益，常食尤宜。

哈士蟆油：性平，味甘咸，能补肾益精，润肺养阴。矽肺患者后期多为肺肾两虚，形成虚咳虚喘之病。民间习惯用哈士蟆油同白木耳或燕窝蒸服，矽肺患者食之颇宜。

山药：性平味甘的清补食品，有补肺、益肾、健脾的功用，久食亦无不利。《药品化义》记载："山药温补而不骤，微香而不燥，循循有调肺之功，治肺虚久嗽，何其稳当"。

紫河车：俗称胎盘，乃血肉有情之品，大补气血。《本经逢原》中说得好："紫河车禀受精血结孕之余液，得母之气血居多，故能峻补营血，用以治骨蒸羸瘦，喘嗽虚劳之疾"。可收扶正祛邪，增强体质的效果。

蛤蚧：性平，味咸，有补肺益肾作用，可用于矽肺后期肺肾两虚，虚喘虚咳者。

沙参：有养阴清肺，化痰止咳作用。《本草从新》认为沙参"专补肺阴，清肺火，治久咳肺痿"。

醍醐：为牛奶制成的食用脂肪。营养丰富，有补虚、滋阴、益肺、润燥的作用，治虚劳肺痿，对矽肺患者有食疗作用。

胡桃仁：性温味甘，既能补肾纳气，又能温肺化痰定喘。矽肺患者，粉尘犯肺，痰多咳嗽，久则肺肾两虚，气短而喘，常食颇宜。

5. 家庭自疗

（1）按摩

患者取坐位，自锁骨下缘至第 12 肋，用手掌根由内向外横擦，左右交替，约 5 分钟；然后，患者取坐位或俯卧位，施者用手掌根在脊柱两侧自上而下反复摩擦 5 分钟;最后,用拇指揉按肾俞、命门、涌泉穴。

（2）刮痧

取大椎、大杼至肺俞、膏肓、神堂,列缺至尺泽,痰多加刮丰隆、太渊、太白部位,胸闷加刮天突至膻中部位。

（3）穴位敷贴

五灵脂、白芥子各 15 克,生甘草 6 克研末,大蒜泥 15 克。一起捣匀,加醋少量,摊纱布上,敷颈、胸椎夹脊旁开 1 寸半,1～2 小时皮肤有灼热感时去掉,7 日 1 次。

（4）保健功法

取站位,身体正直,放松,先用鼻呼气至极尽,然后自然吸气,吸气时有气入少腹感再呼气,呼和吸的时间比为 3:2～2:1,如此 20 次后自然呼吸 20 次;然后两臂交叉压迫胸部呼气,自然吸气,如此 20 次,再自然呼吸;两臂腹前交叉,向前屈体弯腰时呼气,然后自然吸气,如此 20 次,两手压于下胸部时呼气,还原时吸气,20 次后自然呼吸;以后抬腿双手抱膝压腹时呼气,还原时吸气,再行自然呼吸。

第十五章
气　胸

✚【疾病概况】

　　胸膜破裂后,气体进入胸膜腔,称为气胸。气体进入后,胸膜腔气压升高,胸内负压变成正压,使肺压缩,静脉血回流受阻,对心、肺功能造成不同程度的影响。

　　根据不同病因,气胸通常可分为两类:一是自发性气胸,包括特发性气胸、继发性气胸、月经性气胸及新生儿气胸。其中特发性气胸指肺部常规 X 线检查未能发现明显病变者所发生的气胸,好发于瘦高型的青年人,可能与胸膜下肺大疱有关;继发性气胸指继发于基础肺病变的气胸,如肺结核、慢性阻塞性肺病、肺癌等造成肺大疱、脏层胸膜破裂者;月经性气胸指反复发作于月经期的气胸,其发病机制尚未完全清楚,可能与子宫内膜异位发生于膈肌、胸膜或肺以及膈肌缺孔有关。二是创伤性气胸,常由各种原因如撞击、跌仆、枪击、刀伤等导致胸部外伤,或胸部手术、针刺治疗、胸腔穿刺及其他诊治性操作不当引起。此外,新生儿气胸,是新生儿危重急症,或因娩出时气道阻力增加和胸腔压力急剧变化,导致肺泡过度膨胀所致,或因肺部疾病、羊水污染造成,也可在气囊加压给氧、气管插管或机械通气的过程中发生(图 15‑1)。

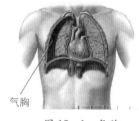

气胸

图 15‑1　气胸

根据胸膜裂口情况及胸腔压力与外界空气的关系,气胸又可分为3类。①闭合性气胸:胸膜裂口较小,随着肺萎缩和浆液性渗出而封闭,不再有空气漏入胸膜腔,胸膜腔内压接近或超过大气压,抽气后胸膜腔内压下降。②开放性气胸:胸膜裂口持续开放,气体随呼吸自由进出胸膜腔,胸膜腔内压在大气压上下波动,抽气后压力无改变。③张力性气胸:胸膜裂口呈单向活瓣或活塞作用,吸气时裂口张开,空气进入胸膜腔;呼气时裂口关闭,气体不能排出,导致胸膜腔内空气越积越多,胸内压迅速升高呈正压,抽气至负压不久后又迅速变成正压。这种气胸引起病理生理改变最大,如不及时处理减压,可导致严重呼吸衰竭,甚至死亡。

本病常由持重物、屏气、剧烈运动等诱发因素引起,但也有在睡眠中发生气胸者。其起病大多急骤,典型症状为突发胸痛,继而胸闷或呼吸困难,并可有刺激性干咳;也有的发病缓慢,甚至无自觉症状。值得注意的是,患者呼吸困难的程度与气胸的程度并不完全成正比,症状轻重往往取决于起病急缓、肺萎缩程度、肺原发疾病,以及平时心肺功能状况等。张力性气胸由于胸腔内压骤然升高,可出现严重呼吸循环障碍,患者有胸闷、心律失常,常烦躁不安,并出现发绀、冷汗、脉快、虚脱,甚至呼吸衰竭、意识不清。部分患者可因反复发作气胸,导致肺功能严重受损,机体整体状况明显下降,体质十分虚弱。

本病的西医治疗措施包括对症治疗,如给予吸氧、镇痛、止咳、抗感染等,针对不同类型进行胸腔减压,以解除胸腔积气对呼吸、循环所生成的障碍,同时也要治疗并发症和原发病。如经内科积极治疗,仍不能复张者,可考虑手术治疗;反复发作性气胸可采用胸膜粘连术的治疗。

中医学认为,本病患者平素多有肺虚、肾虚,不耐劳作;又因气虚,不能推动血液运行,肺肾亏虚使水液不能正常运化,则痰浊内生。一旦持重物、屏气、剧烈运动等致胸膜破裂,则使肺气当降不能降,气机横逆,出现呼吸困难、胸痛等症状;再因大气不转,瘀血、痰浊阻于胸膺,血行受阻,全身供血供氧不足,故有口唇发绀等表现,甚而导致阴阳离决,出现肢凉、冷汗、意识不清等休克症状。

【养生指导】

一、发病前预防

1. 重视自发性气胸的好发人群及诱发因素

特发性气胸好发于瘦高型青年人,其发病多与用力咳嗽、剧烈运动、高声谈笑等导致肺内压力急剧增高有关,部分病例无明显诱因,一些患者甚至可能仅因下蹲而诱发。故这种体质类型的青年人在平时需要注意生活调养,尽量避免用力屏气的动作。而一旦在此类动作后出现胸痛或胸闷、呼吸困难等症状,应立即就医。

继发性气胸常发于有基础肺部疾病者,其产生机制是在肺部病变的基础上形成肺大疱或直接损伤胸膜。最常见的疾病是慢性支气管炎并发慢性阻塞性肺病或炎症后形成纤维病灶(如矽肺、肺结核、弥漫性肺纤维化、囊性肺纤维化等)。此外,肺部感染引起肺炎、肺脓肿、肺癌(尤其是转移性肺癌)、肺结节病后期肺纤维化、肺淋巴管平滑肌瘤病、艾滋病并发卡氏肺囊虫肺炎都可对肺及胸膜造成破坏,导致气胸。继发性气胸预防的关键在于对于原发肺病的积极治疗。

月经性气胸的初发年龄在 40 岁以内,平均年龄为 34 岁左右;其典型发作时间为月经来潮 72 小时前后,大多数在 48 小时内发病,非月经期不发病,妊娠或使用抑制排卵药物后不发病。本病除有胸闷、咳嗽、呼吸困难等自发性气胸的共有表现外,还可出现咯血、顽固性膈神经痛等症状。因此,此年龄段女性在月经期出现以上症状,应立即就医。值得注意的是,本病与盆腔子宫内膜异位症关系密切,异位组织可能通过膈肌缺孔从腹膜播散至胸膜,或经盆腔静脉到达肺部而发病。因此,子宫内膜异位症患者亦应注意预防本病。

除以上情况外,妊娠期也可合并气胸,多发于生育期年轻女性,其发病机制不明,可属于妊娠早期(3～5 个月)及妊娠后期(8 个月以上),可能与肾上腺皮质激素水平下降有关。

2. 有效预防自发性气胸的复发

20% 的自发性气胸可能复发,一般在 2 年以内,尤其在开始半年内易复发,而特发性气胸复发的机会更多。复发多有明确诱因,如大笑、提重物、便秘时用力、剧烈咳嗽等。因此,气胸患者应注意尽量避免这类诱因出现。保持心情舒畅,避免情绪激动;不要搬运重物;保持大便通畅,防止用力大便;注意天气变化,适时加减衣物,预防呼吸道疾病等,坚持体质调理等。此外,对于反复或持续性发作的患者,可采用胸膜固定术,使胸膜粘连,空气无处积存,从而达到预防复发的目的。但此手术有易引起感染、疗效不肯定等不利因素,应权衡利弊,整体考虑。

3. 预防气胸,尤其重视体质调理

(1) 适当进行体育锻炼

可以增加呼吸贮备功能。但要避免剧烈运动,平时多用腹式呼吸,还可选用气功,以静功为宜,如六字诀、放松功等。另外,休养肺气,可增加呼吸功能。方法为:早晨练习,微闭双目,双手置于后头枕部,手掌捂住双耳,示指放在中指上,稍用力使示指从中指上落下,敲击枕部,双手各 24 次。舌抵上腭,等津液满口后,下咽丹田;然后深吸气 7 次,意想清气缓缓进入胸中。

(2) 调节情志

中医学认为,肺在志为悲,过悲易伤肺;肝木可以刑金,肝火太盛,亦可伤肺。因此,平时应注意调心、调息,清心养神,保持积极而又平和的心态,这样有助于养护正气,使全身之气运行流畅,不徐不疾,有效发挥其正常生理功能。正如《黄帝内经》所说:"恬淡虚无,真气从之,精神内守,病安从来。"

(3) 药食养护

本病与中医的肺虚、肾虚关系密切。因此,平时注意补肺滋肾,并通过健旺脾胃来培助肺肾之气阴。药食两用者,可选人参叶(或西洋参)、麦冬、石斛等泡茶以养肺气补肺阴,也可吃山药粥、芝麻核桃粉等,既能健脾益肾,又可润肠通便。同时,也可加入降气行气、化痰湿的草药或食物,如杏仁、陈皮、白萝卜、薏苡仁、茯苓等一起服用,对有基础肺部疾病者尤为适宜。

此外,也可通过服用中成药进行调理。如补中益气丸、四君子合剂等可补肺气,六味地黄丸、济生肾气丸、金水宝、至灵胶囊等补肾纳气。冬虫夏草有补肺气功效,但价格太高,可酌情选用。药物的使用,宜在医师指导下,根据中医辨证,看个体情况来进行选择。

二、发病后养护

气胸是临床常见急诊,常损害肺功能,并可能危及生命。一旦察觉,应立即就医,避免延误诊治。其治疗目的是促进患侧肺复张、消除病因及减少复发。

1. 保守治疗

一般来说,气胸量小于 15% 的患者仅进行临床观察即可;对于小量继发性气胸或无临床症状的孤立性肺尖部气胸可采取保守治疗,但宜住院观察。气胸发生时,患者应绝对卧床休息,避免体力劳动及锻炼,尽量少讲话,有利于气体吸收;给予高流量吸氧,促进肺复张。方法为:氧流量 10 升/分钟,每日 2 次,每次 20 分钟,但要注意避免持续吸入高浓度氧。另外,酌情给予镇痛、镇静、止咳、通便药物,以去除诱因,防止病情进展。

2. 生活调理

保证营养摄入,体弱、营养状态欠佳者应给予支持治疗。食物以高蛋白、高能量及水果、蔬菜等为主,少吃容易产气的食物,如豆类、红薯、碳酸饮料等;保持大便通畅,避免因大便干结而用力,致使胸腹腔压力增高;维持情绪稳定,主动调节情绪变化,有意识地缓解突发气胸带来的恐惧感,并通过听轻音乐、自我放松等方法缓和情绪变化。

3. 食疗养生方

(1) 桃仁红花羹

桃仁 15 克,红花 10 克,陈皮 10 克,藕粉 100 克。煎桃仁、红花、陈皮药液 200 毫升,再加入藕粉搅拌即成。每日分 2 次服用。适用于气滞血瘀者。

(2) 桂枝薤白白及粥

桂枝 15 克,薤白 10 克,白及 10 克,粳米 200 克,冰糖适量。将先将粳米煮粥,再放入桂枝、薤白、白及和冰糖,再煎煮约 20 分钟。每日分 3～4 次服。适用于胸闷为主者。

(3) 苡米粥

将生苡米与粳米以 1∶3 比例,先将苡米煮烂,后加入粳米煮粥。适用于痰多或黄痰者。

(4) 鲜橙酒

鲜橙去皮榨汁半碗,冲入米酒,每次 2～3 匙饮用,每日 2 次。适用于肝郁气滞,胁肋疼痛,情绪波动者。

(5) 五汁饮

鲜芦根、雪梨(去皮)、荸荠(去皮)、鲜藕各 500 克,鲜麦冬 100 克,榨汁混合,冷服或温服每日 2 次。适用于肺阴不足者。

4. 中药调养

本病临床常见证型有 5 种:一是气滞血瘀型,表现为胸痛不移,舌质紫暗,治宜宣肺化痰、活血化瘀,可用血府逐瘀汤;二是胸阳不振型,见胸胁闷痛、咯白痰、舌淡、苔白、脉细弱,治宜温阳通痹、泻肺止咳,方用苓桂术甘汤合葶苈大枣泻肺汤加减;三是痰热壅肺型,多有胸痛气急、咯痰黄稠,且有舌红、苔黄腻、脉弦数等,治宜清肺泻热、宽胸理气,方用小陷胸汤加味;四是肺气阴不足型,表现为干咯痰少、舌红、苔薄少、脉弦细,治宜滋阴润肺,方用百合固金汤;五是肝郁气滞型,主要表现为胸胁作胀、脉弦等,治宜疏肝解郁、理气宽胸,方用柴胡疏肝散等。

三、康复期调养

1. 生活调理

1个月内尽量避免剧烈咳嗽、打喷嚏或大笑;6个月内尽量避免重体力劳动,特别是需屏气的动作,如提取重物;保持良好情绪;戒烟,忌饮烈性酒;饮食宜含较多蔬菜、水果,以保持大便通畅,必要时服用润肠剂。对体型消瘦者,因肺肾两虚或脾肺两虚,平时可多食海参、百合、甲鱼、核桃、山药、红枣等以增强体质。

2. 药食及按摩

中医学认为,肺主司包括呼吸在内的全身气机的运行。气胸的发生直接削弱了肺主气功能,虽然病愈,许多患者还常遗留肺脾气虚、肺肾不足、气阴两虚等证候,可以继续用中药调治。另外,也可根据情况,选用一些药食两用的中药泡茶饮用或在粥汤中加入一起炖煮食用,还可结合穴按摩,促进机体自身修复。

肺脾气虚者常表现为声低气短、食欲不佳、大便常稀。可常食苡米、莲子、山药、党参、黄芪、白术等;此外,可按摩足三里、天枢、三阴交、肺俞、膻中等穴,每穴100下,每日2次,还可加用温灸。

肺肾不足者常表现为喘促短气、腰酸腿软、倦怠乏力等。可选用紫河车、冬虫夏草、山药、补骨脂、党参、黄芪等补益肺肾之品;另外,可按摩涌泉、肺俞、天渊、太溪、肾俞等穴位,每穴100下,每日2次。

气阴两虚者常可见气短自汗出、五心烦热、口干舌燥、大便干结等。可常食用黄精、五味子、人参、麦冬、天冬、银耳、百合等滋养肺肾阴精之品;并可按摩三阴交、太溪、关元、照海、合谷等穴位,每穴100下,每日2次。

第十六章
睡眠呼吸暂停综合征

✚【疾病概况】

　　睡眠呼吸暂停综合征,民间俗称"打鼾"、"打呼噜"。多数人对打鼾视而不见,很多人还认为打鼾是睡得沉、睡得香的表现,还有人认为小孩子打呼噜不要紧,其实这些都是认识上的误区。大家可能不知道,全世界每日约有3 000例死亡病例与鼾症有关,每小时呼吸暂停超过20次的鼾症患者8年病死率近四成。除了与猝死相关外,打鼾导致的通气障碍可产生低氧和二氧化碳在人体内的潴留而引起一系列心、肺、血液、脑等脏器的病变,如肺动脉高压、肺心病、高血压、冠心病、心律失常、中风、红细胞增多、血黏度增高等,对内分泌和性功能也会产生不良影响,使工作质量和生活质量下降,已成为人类健康的一大杀手。

　　睡眠呼吸暂停综合征为什么会出现打呼噜呢? 这是由于这些患者的气道通常比正常人狭窄,白天清醒时咽喉部肌肉代偿性收缩使气道保持开放,不发生堵塞。但夜间睡眠时神经兴奋性下降,肌肉松弛,咽部组织堵塞,使上气道塌陷、气道狭窄,当气流通过狭窄部位时,产生涡流并引起振动,从而出现鼾声,严重时呼吸甚至可以暂时停止。

　　目前睡眠呼吸暂停综合征的发病机制尚未十分明确。这种病多发于30～50岁的中年男性,俗话说"十男九鼾",男性发病率是女性的2～8倍,高发于肥胖及颈围粗大的人群,患者可有

沪上中医名家养生保健指南丛书

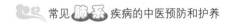

扁桃体肥大、鼻中隔偏曲、下腭后缩、下腭过小等,甲状腺功能低下、肢端肥大的人群也易患这种疾病。另外,生活无规律、暴饮暴食、烟酒过量、长期使用镇静剂或安眠药也是导致该病的原因。

打鼾患者如果要了解自己的睡眠质量,睡眠中有多次呼吸暂停,每次暂停多少时间,睡眠时血中的含氧量,睡眠时的心律变化等,只需要做一夜的多导睡眠图检测就可以知道。多导睡眠图检查目前已被认为是打鼾患者必做的重要检查,它可以对患者夜间睡眠时脑电图、心电图、肌电图、口鼻气流、血氧饱和度及心率等进行动态观察,从而了解打鼾对身体影响的程度,进而指导打鼾的治疗。

经多导睡眠图监测提示每夜 7 小时的睡眠中呼吸暂停及低通气反复发作在 30 次以上,或呼吸紊乱指数每小时大于 5 次就可确诊。较简易的判断方法是,如具有以下危险因素 2 项者应考虑患本病的可能性较大:颈粗短或有小颌畸形(俗称下巴短小)或下颌后缩、咽腔狭窄或有扁桃体 II 度肥大、悬雍垂肥大,或甲状腺功能低下、肢端肥大症,或神经系统明显异常。

治疗该病的最佳方法是经鼻面罩持续气道正压通气(CPAP),主要原理是通过睡眠时配戴一小型的 CPAP 机,使面罩与呼吸机相连,类似吹气球的原理,将咽部狭窄的部分扩大,使气道保持开放的状态。每一个患者需要的压力是不同的,因此需要医师利用多导睡眠图检查来确定一个合适的压力。CPAP 可明显提高血中氧含量,适合于中重度打鼾及其他治疗方法失败的患者。这种方法无创,易为患者接受。另外,气管切开术、悬雍垂腭成形术也在严重的睡眠呼吸暂停综合征的治疗中有所应用,但术后复发的情况较常见。药物治疗作用很有限,多以麻黄素滴鼻,口服长效茶碱、乙酰唑胺、甲羟孕酮等为主。

本病的预后主要取决于基础疾病的性质和严重程度,以及睡眠呼吸暂停综合征本身的严重程度、有无并发症及并发症的严重程度,当然诊疗的早晚也是影响预后十分重要的因素。

✚【养生指导】

一、一般性养护

1. 减肥

肥胖之人,其咽壁肥厚、软腭肥大、悬雍垂粗大、舌体增宽、咽腔狭小。故睡眠时咽肌松弛、软腭塌陷、舌体后坠,使气道受阻、呼吸不畅而发生鼾声。肥胖者的鼻息肉通常也较肥大,而且喉咙和鼻子内的肌层也较肥厚,比较容易堵塞呼吸道。我国东汉时期的医学家张仲景就发现鼾声与肥胖有关,指出"身重,多眠睡,鼻息必鼾"。减肥可以缓解气道阻塞,在一定程度上减轻打鼾。

(1) 制订饮食干预方案,合理控制每日能量的摄入

男性患者的总能量控制在每日 1 200～1 500 千卡(1 千卡＝4.184 焦耳),女性患者的总能量控制在每日 1 000～1 200 千卡,总脂肪应不超过总能量的 30%,蛋白质摄入占总能量的 15%～20%,其余为糖类,但需限制甜食,少喝果汁和碳酸饮料。

(2) 保持良好的生活习惯

起居循序、劳逸结合、清心寡欲。经常进行适度的体育锻炼,如做老年操、打太极拳等,也可进行有氧运动,如快步走、慢跑、散步、骑自行车等,每日累计不少于 60 分钟。这样能加速血液循环,加快脂肪消耗,抗血管硬化,并减少血脂沉积,达到减肥作用。

(3) 晚餐坚持"七七"原则

即晚上七点进食,吃七分饱。睡前不要吃东西,中医讲"胃不和,则卧不安",以免加重胃肠负担。

(4) 中药减肥

中老年人肥胖,可以用中药来减肥。如用泽泻 15 克,白术

12 克,每日 1 剂,煎汤代茶饮。但泽泻过食可伤肾,故不宜长期服用。本方系东汉时医圣张仲景的处方,现代研究表明可有效加速钠盐排泄,降低血糖,防止脂肪肝形成,减少血中胆固醇含量。若肝肾虚亏,可采用补益肝肾的中药,如金匮肾气丸、鹿茸精等成药。或用鹿角胶、龟板、山萸肉、白术各 10 克,熟地、泽泻、莲子肉、枸杞子各 12 克,水煎服,每日 1 剂,本方有较好的减肥健体效果。

为了保证减肥计划的成功实施,可自己给自己制订减肥目标(理想或标准的体重),写在纸上,贴在每日能看到的地方,每日写减肥日记。制作卡片或图表,标出计划体重下降的数字和完成情况。减肥一定要有恒心与毅力,在适度节食过程中,不要"试一试",而要"坚持"。在美味佳肴面前要节制食欲,适可而止。如此可能会使减肥更加成功。

2. 戒烟

吸烟对鼻腔黏膜的刺激会让已经堵塞的鼻腔和呼吸道变得更加糟糕,吸烟能直接损害气管、支气管黏膜,发生炎症,减少肺泡中氧气交换,降低血氧分压,诱发肺气肿,使打鼾加重。

(1) 饮水戒烟

想戒烟的人可以在烟瘾上来的时候饮一大杯水,逐步减少吸烟量,达到戒烟目的。

(2) 中药戒烟

取地龙 20 克,鱼腥草 20 克,远志 15 克,加水 500 毫升,煎煮至水剩一半,于早晨空腹一次服下。烟瘾大者,可连服 3 剂。

(3) 萝卜丝戒烟

将白萝卜洗净切成丝,用纱布过滤,挤去苦涩的汁液,加入适量白糖,即成戒烟药。每日清早吃一小碟糖萝卜丝,吃后吸烟就会觉得淡而无味,不想吸烟,慢慢达到戒烟目的。

(4) 槟榔戒烟

取槟榔 1 个,在中心钻一个小洞,滴入烟筒屎(烟筒、烟嘴里的烟垢),然后浸入淘米水中泡 4 日,取出洗净晾干。戒烟者想吸烟时,就在小孔上吸几口,会感到气味香甜,而闻烟时则气味苦臭,不想吸烟。

3. 戒酒

高浓度的烈性酒会损害肝脏,减弱脂肪代谢,引起胆固醇增高、血管硬化和脂肪沉积,使人体肥胖,鼾声如雷,肥胖与打鼾形成恶性循环,而且酒精还会使呼吸变得浅而慢,并使肌肉比平时更加松弛,导致咽部软组织更容易堵塞气道。因此,打鼾者如有吸烟、酗酒等不良习惯,需立即戒烟戒酒,尤其是睡前 3 小时内不碰烟酒。

(1) 鲤鱼泡酒

将活鲤鱼或鲫鱼 500 克泡进 500～1 000 克白酒里,浸上 3～4 日,再将鱼去掉。酗酒的人只要想喝了,就喝泡过鲤鱼的酒。

(2) 黄鳝泡酒

活黄鳝 1 条,放 1 瓶白酒内浸 2 日后。饮此酒,每次喝 50～100 克,每日 3 次,将酒服完后可能永远不想再喝一滴酒。

(3) 杏仁浸酒

取生杏仁 100 克,然后浸泡杏仁。饮酒时将杏仁浸液滴入两滴,一同喝,可以戒酒。

(4) 艾灸穴位

艾条点着后灸蠡沟穴,双侧,每次约 15 分钟。

4. 健康睡眠

应保持侧卧位,可避免或减少打鼾、憋气,以免呼吸暂停。为避免仰卧,可采用睡眠球技术,就是在患者睡衣的背部缝上装有乒乓球或网球的口袋,强迫患者保持侧卧位。睡眠时应穿硬领衣服睡觉,避免枕高枕,卧室温度不要太高,被褥不要太厚。睡眠前避免使用镇静剂、安眠药以及抗过敏药。

沪上中医名家养生保健指南丛书

5. 保持鼻腔通畅

可按摩迎香穴,或睡前应用减充血剂,如达芬霖喷剂、麻黄素液滴鼻,但不能长期使用。

6. 养成经鼻呼吸习惯

可用气功中的三调法克服睡眠时张口呼吸,即睡觉时闭口,舌平伸,以舌尖轻舐上牙龈,防止舌下缩后坠。一般坚持 1 个月即可养成习惯。

二、针对性养护

1. 中医防治

中医对本病的认识很早,《黄帝内经》就有"不得卧而息有音者,是阳明之逆也"的记载。隋代巢元方《诸病源候论》中开始把打鼾作为独立的疾病归于"鼾眠候"。中医学认为,脾失健运是本病形成的主要原因,痰瘀互阻,气机不利是本病病机的中心环节;本虚标实是本病病机的主要特点。治疗上一般以益气健脾,活血化瘀,疏利气机为基本法则。可以用下方为治疗基本处方:黄芪、丹参、石菖蒲、郁金、赤芍、枳实、清半夏、陈皮、茯苓。在以上基本方的基础上,根据患者出现的临床症状灵活加减。若患者形体肥胖、嗜睡、胸脘痞闷、纳呆呕恶、舌质淡、苔白腻、脉弦滑,以痰湿内阻为主要表现者,方中宜加苍术、白术、白芥子、苏子、苏梗以健脾燥湿,顺气化痰;若患者双侧扁桃体经常发炎,咽中如有异物梗塞,夜间失眠,晨起头痛,心烦懊恼,咯痰黄稠,大便偏干,舌质红,舌苔黄,脉滑等痰热内蕴症状较突出,宜减少基本方中黄芪的用量,并加瓜蒌、黄连、胆南星、射干、大黄以化痰利气,清除热邪;若胸部憋闷,时有疼痛,面色晦暗,口唇青紫,舌质色暗等瘀血症状明显者,可在方中加入桃仁、红花、当归、川芎以活血祛瘀;若形体虚胖,思睡懒言,面色苍白,疲惫乏力,纳呆便溏,面色苍白,舌淡脉细等气虚症状明显者,宜在基本方中加大黄芪的用量,并加党参、白术、炒薏苡仁等以健脾、益气、除湿。

2. 选择合适的枕头

对打鼾的人来说,选用合适的枕头是非常重要的。要选择软硬适度的枕头,如荞麦皮或者某些草药枕头,高度上可比自己的拳头略高一些,避免质地过软的枕头,或是石枕、凉枕等硬枕,还有弹簧枕、空气枕等也不适宜。

3. 不熬夜、少疲劳

睡眠是平衡人体阴阳的重要手段。中医学认为,夜间阴气盛则寐(入眠),日间阳气盛则寤(醒来)。所以晚上应在子时(凌晨十二时)以前上床,在子时进入最佳睡眠状态。因为按照《黄帝内经》睡眠理论,夜半子时为阴阳大会,水火交泰之际,称为"合阴",是一天中阴气最重的时候,阴主静,所以晚上不宜过分熬夜,应尽早入睡。身心过度操劳都会导致精神和肌肉紧绷和疲惫,如果白天真的特别忙碌,在睡前最好先舒缓一下身心,如洗个温水澡、按摩、听听柔和的音乐等再入睡,这样会睡得比较安稳。

4. 民间偏方

(1) 花椒

花椒5～10粒,睡前用开水泡一杯水,待水凉后服下(花椒不服),连服5日。

(2) 树脂油

树脂油(从辣椒、花椒等辛香料中萃取得到的油状制品)具有特效止鼾作用,能提高咽喉部黏膜的血液供应,使咽喉腔黏膜处于充分供血状态,软腭和悬雍垂就不会因松弛而振动,鼾声也就减弱、停止。临睡前将3～4滴含有树脂油的漱口液用温水稀释后漱口。

(3) 当归龙胆汤

龙胆草、当归各10克。熬药方法:浸泡1小时以上,快火烧开,再慢火20分钟,倒出药汁后,再用同样方法将药渣再熬一遍。两次煎出的药汁混在一起睡前服用,连服3晚。

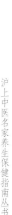

沪上中医名家养生保健指南丛书

(4) 葱白

葱白 3 段,切成 9 厘米长,每晚睡觉前口嚼咽下,连续 7 日。

(5) 枣仁

炒枣仁 15 克。每晚睡觉前先洗脚,然后口嚼 8～10 粒,连续 9 天。

5. 饮食调养

根据自身的不同情况选择适当的饮食也很重要,如由压力及心情郁闷影响肝的健康,使患者处于亢进状态,很难入睡,属肝郁化火,应食用舒肝减压的食物,如绿色及口感带酸的水果(柠檬、猕猴桃、梅子)及绿色蔬菜。此外,肝火旺时容易口渴,需要喝充足的水。经常腹胀气的人晚上要少吃胀气食物,如豆类、洋葱、青椒等。如经常熬夜加班,会耗损体内的阴液,变成阴虚体质,容易失眠,时间长了还会使记忆力下降,需要滋心阴、养心神,可服用补血的桂圆,或者将适量的红枣、莲子及糯米一同煮成粥食用。如除了心神慌乱、健忘、精神疲惫、睡眠浅之外,还伴有脾胃不适,如腹泻、消化不良等,属心脾两虚,当服用养心健脾食品,如四神汤(莲子、淮山、芡实和茯苓)。另外像红枣及薏苡仁也都有补益脾胃的效果。

临床上常用来治疗打呼的穴位有迎香、曲池、合谷、足三里、上星、印堂等穴位,迎香穴属于手阳明大肠经,位在鼻孔旁五分,在鼻唇沟上,左右各一,因为肺开窍于鼻,左右迎香如同门神一样,负责掌控呼吸道的功能,治疗肺部的疾病,如鼻塞、鼻过敏、流鼻水、鼻涕倒流及打呼等病症。曲池也是手阳明大肠经的穴位,在肘关节骨边,当屈肘时出现肘横纹,沿着横纹往外寻找,会发现有一个凹陷中,就是曲池穴,可以利用泻肺热的效果,让呼吸的气息顺畅,打呼就会减轻。手阳明大肠经的合谷穴位在手掌背侧的虎口处,古云:"面口合谷收",说明只要是头面部的任何病症,都可用此穴来改善。足三里是足阳明胃经上的穴位,位在小腿前外侧,膝关节下 3 寸,胫骨外廉(外侧)肌肉(前胫肌),

两筋分肉间,因为打呼的人多伴有肠胃功能不足,且肠胃与肺部又有相生的关系。上星穴与印堂穴都是督脉的穴位,上星在头正中线上,由前发际往上推找 1 寸左右,可感觉一个小凹处,常用来治疗流鼻血、鼻塞、鼻涕、打呼等病症。印堂刚好位于两眉头之间,可助督脉的气机通畅而过鼻子,改善过敏性鼻炎、慢性鼻窦炎及鼻塞打呼的问题。若将上述 6 个穴位一起使用,可较有效地改善打呼的现象。

6. 气功

分为两个步骤:上床之前,先清通鼻孔,使鼻呼吸畅通无阻。方法：①先用凉水浸洗鼻子,在凉水中轻轻吸气少许(这一点一定要掌握好,否则可能会呛水)。再用鼻呼吸,这样可排除鼻腔内的异物,以使鼻吸鼻呼畅通无阻。②先练一会气功,意念双手劳宫,并使两手劳宫相对,轻轻用力互相揉搓,待劳宫发热后,双手中指食指并起,使指腹在鼻侧从鼻迎香穴到鼻根进行轻轻按摩,至感到温热为止,然后再按压鼻下人中穴。这样使经过凉水冲洗的鼻孔呼吸更加通畅。疏通鼻孔后可以上床,取舒适的睡眠姿势,在临睡前修炼吞津功。舌头在上颚、牙齿周围,轻轻不停地搅动,意念津液滚滚而来,很快就会津液满口。此时要双唇微闭,自然形成鼻吸鼻呼状态,再令自己入睡。当然,刚开始时,可能仍有鼾声。在夜间醒来时,应重新按上述方法,使自己鼻孔呼吸畅通,津液满口,效果会日益明显。

7. 熏脐

这也是一个不错的治疗方式,适合脾胃弱导致的打呼,并伴有消化不良、手脚冰冷、容易腹泻、虚胖气弱等症状者。使用时先让患者平躺,肚脐四周适当清洁,在肚脐上放上姜片、蒜片或盐巴,然后再用艾条熏之,隔日或 3 日 1 次,每次 20～30 分钟。由于熏脐容易烫伤,且属医疗行为,所以必须由合格的医疗人员操作,以免发生危险。

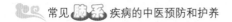

8. 锻炼咽腔肌肉

解决打呼噜最根本的方法就是锻炼咽腔肌肉,增强咽腔肌肉的力量。①伸舌练习:尽量把舌头伸出,缩回来再尽力伸出,如此循环,每日做 200 次左右(刚开始可以适当减少)直到咽腔感觉很酸;②漱口练习:不含水,把腮帮子鼓起来,再缩回去,如此循环,直到咽腔感觉很酸;③扫牙龈练习:用舌头快速扫过牙齿外侧(脸颊侧)的牙龈,快速从左扫到右,每次做 50 次左右,直到咽腔感到很酸;④卷舌练习:舌头顶着上颚,用力向后卷舌头,每次做 50 次左右,直到软腭感觉很酸。这类练习都是锻炼整个口腔以及软腭的,只要能够长久坚持下去,相信打鼾症终会有所好转。

图书在版编目（CIP）数据

常见肺系疾病的中医预防和护养/吴银根主编. —上海：复旦大学出版社，
2013.10（2019.1 重印）
（复旦·养生.沪上中医名家养生保健指南丛书）
ISBN 978-7-309-09818-1

Ⅰ.常…　Ⅱ.吴…　Ⅲ.肺病（中医）-中医治疗法　Ⅳ.R256.1

中国版本图书馆 CIP 数据核字（2013）第 137588 号

常见肺系疾病的中医预防和护养
吴银根　主编
责任编辑/贺　琦

复旦大学出版社有限公司出版发行
上海市国权路 579 号　邮编：200433
网址：fupnet@ fudanpress. com　http://www.fudanpress.com
门市零售：86-21-65642857　　团体订购：86-21-65118853
外埠邮购：86-21-65109143
常熟市华顺印刷有限公司

开本 890×1240　1/32　印张 5.25　字数 125 千
2019 年 1 月第 1 版第 2 次印刷

ISBN 978-7-309-09818-1/R·1317
定价：15.00 元